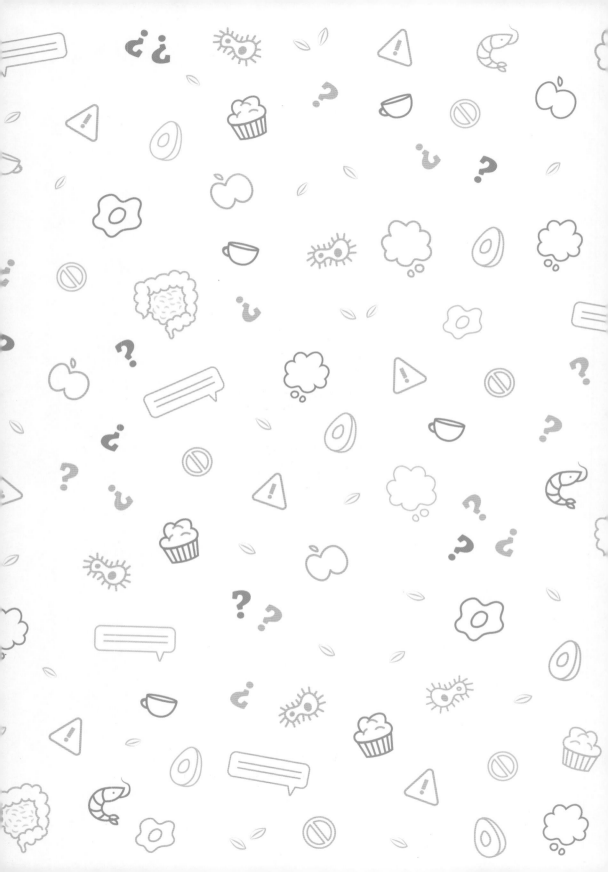

Vanessa Arraña Díaz

Sin barreras a la mesa

El manual para reinventarse
en la cocina y disfrutar
#sinsinsin

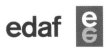

edaf

www.edaf.net

MADRID - MÉXICO - BUENOS AIRES - SANTIAGO

2024

Editorial EDAF, S. L. U.
Jorge Juan, 68. 28009 Madrid, España
Tel. (34) 91 435 82 60
Fax (34) 91 431 52 81
http://www.edaf.net

Algaba Ediciones, S.A. de C.V.
Calle 21, Poniente 3323,
Colonia Belisario Domínguez
(entre la 33 Sur y la 35 Sur)
Puebla, 72180, México
Telf.: 52 22 22 11 13 87
jaime.breton@edaf.com.mx

EDAF del Plata, S. A.
Chile, 2222
1227 Buenos Aires, Argentina
Tel/Fax (54) 11 43 08 52 22
edafdelplata@gmail.com
fernando.barredo@edaf.com.mx
+54 11 4308 5222 / +54 9 11 6784 9516

EDAF Chile, S. A.
Huérfanos, 1179, Oficina 501
Santiago, Chile
comercialedafchile@edafchile.cl
+56 9 4468 0539 / +56 9 4468 0537

Marzo 2024

ISBN: 978-84-414-4289-4
Depósito legal: M-551-2024

Impreso en España / Printed in Spain
Gráficas Cofas, S.A.

Papel 100% procedente de bosques gestionados de acuerdo con criterios de sostenibilidad

A mis patologías y alergias alimentarias, por ser la tormenta que irrumpió en la comodidad de una vida automatizada.

A las personas de luz, que alumbran mi proceso de empoderamiento y me guían hacia mi propósito de vida. En especial, a mi pequeño aquelarre y al maestro zen que amaina mis tormentas, Xabi.

A todas aquellas personas que, con su apoyo en mis *redes sociales,* hacen posible que la esperanza por sanar y el derecho a disfrutar a la mesa con necesidades alimentarias especiales estén presentes cada día en más hogares.

A *los profesionales* en salud integrativa y terapeutas de la salud mental que me ayudaron a reconstruir el puzle.

A mi capacidad de resiliencia, porque, sin ella, las palabras que llenan estas páginas carecerían de verdad, fuerza, aprendizaje y empatía.

A mis padres y hermana, por respetar el camino que escogí para sanar, por el enorme trabajo de transformación de creencias realizado y por no soltarme nunca la mano.

ÍNDICE

PRÓLOGO

Ya ha pasado más de una década desde que salí de la consulta de mi médico de familia con el diagnóstico de «colon irritable».

Si mi intestino no se hubiera convertido en un «colador», si mi hígado no hubiera dicho «basta» ni mi cuerpo me hubiera mandado señales en forma de síntomas que incapacitaban, en mayor o menor medida, mi día a día, no habría conocido a la autora de este libro y tú no estarías ahora mismo leyendo estas líneas.

Creo que el tópico «todo pasa por algo» es muy cierto. De no haber enfermado, nunca habría estudiado Medicina; de la misma forma que quizá no habría descubierto la medicina integrativa ni habría hecho el máster de Psiconeuroinmunoendocrinología (PNIE), si alguno de los médicos a los que acudí desesperada me hubiera ayudado, o si hubiese encontrado en la carrera de Medicina alguna respuesta a lo que me estaba sucediendo...

«Ni, ni, ni» me recuerda al #sinsinsin de Vane, pero, si ambas hacemos balance, estamos de acuerdo en que «la enfermedad» nos ha dado más cosas de las que nos ha quitado: fuerza para reinventarnos y una amistad para toda la vida.

Me planteé varias veces abandonar la carrera, ya que yo misma había sufrido (y aún sufro, como paciente) cómo la medicina tradicional se queda corta al tratar muchas patologías crónicas. Por suerte, el máster de PNIE me cambió la vida, fue como si las piezas encajaran de golpe... Y volví a recuperar el interés por la medicina.

La PNIE tiene muy en cuenta cómo nuestra psique (mente) afecta a nuestro sistema inmunológico y a los diferentes sistemas de nuestro cuerpo, como la microbiota intestinal —es decir, el conjunto de bacterias que residen en el intestino—, y tienen una afectación neuro-inmuno-endocrina: el 90-95 % de la serotonina (hormona de la felicidad) se sintetiza y almacena en el intestino por algunas bacterias (*L. helveticus*, *L. rhamnosus*, *B. longum*, *B. infantis*...); el 80 % de nuestro sistema inmune está en el intestino, pues su tejido linfoide es la parte más extensa del sistema inmunitario de mucosas (MALT), que nos protege de la invasión de los patógenos y, además, este posee receptores para las catecolaminas (hormonas del estrés).

En la actualidad, el continuo estrés al que nos vemos sometidos aumenta nuestros niveles de cortisol, desencadenando así una serie de reacciones biológicas: activación del sistema inmune de mucosas (incremento de TNF-α y ROS), aumento de la permeabilidad intestinal y reducción de los linfocitos T CD8+, entre otras alteraciones.

En resumen, la salud mental y física no son temas independientes, sino un complejo entramado de síntomas que los profesionales sanitarios debemos contemplar para poder acompañar al paciente en su camino de sanación.

Este libro es un manual de supervivencia para que aquellos recién diagnosticados de alergias, sensibilidades y/o intolerancias alimentarias puedan, como dice Vane, «empoderarse como pacientes».

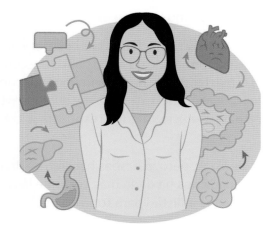

Berta Pedreño Reverte
Médico y PNIE
©sanandomiintestino

INTRODUCCIÓN

*m*i camino para sanar empieza justamente en el momento en el que un albaricoque decide regalarme una angustiosa tarde en urgencias tras sufrir una severa reacción alérgica.

Al diagnóstico de alergias alimentarias a la profilina, una proteína que está presente en casi todas las verduras, frutas, cereales y legumbres, lo precedió una gran familia de síntomas gastrointestinales, dermatológicos y sensoriales que jamás me presté a escuchar y que finalmente se aliaron para salir a la luz todos a una, obligándome a parar la máquina y a atender sus necesidades.

«No te preocupes, solo tienes que excluir de tu alimentación los alimentos que activan una respuesta inflamatoria en tu organismo» fue la sentencia de los médicos especialistas que llevaron mi caso. Sinceramente, nunca me planteé la opción de vivir para siempre comiendo únicamente cinco alimentos.

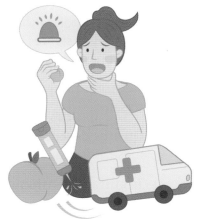

Por aquel entonces, sentarme a la mesa se convirtió en un drama que intentaba evitar a toda costa, y los esfuerzos por recuperar «mi vida» mediante el peregrinaje médico me hicieron enfermar más.

Sin embargo, decidí utilizar el sufrimiento como combustible para buscar nuevas respuestas que me ayudasen a entender qué le estaba pasando a un cuerpo que hasta el momento había sobrevivido parcheando sus heridas con fármacos, desatendiendo sus necesidades y emociones y validando malos hábitos que fomentaban la espiral de malestar.

En esta búsqueda, encontré: medicinas alternativas, herramientas, aprendizaje, personas… y mucha luz. Tanta, que me vi obligada a darle voz mediante mis redes sociales, **@alergiasalamesa**, donde acompaño a una gran familia de empoderados de la salud que, como yo, un día decidieron dejar de vivir en la queja y volver a sonreír a la mesa.

Hoy por hoy, tras el compromiso adquirido conmigo misma, la sintomatología que paralizó la máquina no solo ha revertido por completo, sino que he alcanzado un estado de bienestar físico y emocional que nunca hubiera imaginado.

Este no es un libro de recetas al uso. Es un diario de salud envuelto de esperanza, empatía y muchas herramientas para reconectar con las necesidades de tu organismo. Ojalá que en estas páginas encuentres la forma de reinventar tu realidad y volver a disfrutar.

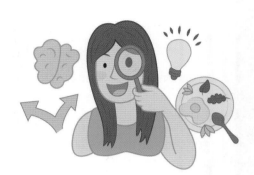

Este libro es para ti si:

- ❏ Convives con restricciones alimentarias no escogidas derivadas de alergias, intolerancias, patologías digestivas o enfermedades autoinmunes y te sientes perdido frente al cambio de hábitos que conlleva esta nueva realidad.

- ❏ Necesitas motivación y acompañamiento para comprometerte con tu salud.

- ❏ Quieres descubrir nuevas recetas que te permitan disfrutar en la mesa, priorizando tu bienestar físico y emocional.

- ❏ Te gustaría transformar las barreras que te impiden abrazar tu nueva realidad.

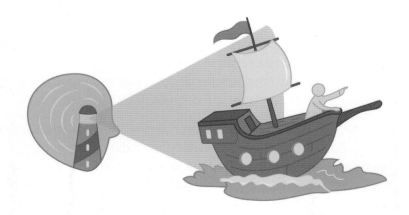

I
REINVENTARSE EN LA COCINA

Las restricciones alimentarias tienden a convertirse en una herramienta de reinvención y crecimiento poderosa para la persona implicada y su entorno.

Los seres vivos hemos desarrollado un instinto de supervivencia que nos permite adaptarnos a todo tipo de situaciones, y no iba a ser diferente en lo relativo a la alimentación.

A continuación cito algunos recursos que te pueden ayudar a crear nuevas dinámicas para disfrutar a la mesa.

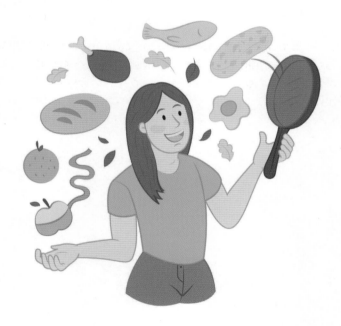

INVESTIGAR

¿Te suena el refrán «Cuando una puerta se cierra, se abre una ventana»? Pues bien, cuando se restringe un alimento, aparecen otros muchos que pueden suplir sus nutrientes, sabor y textura en tus recetas.

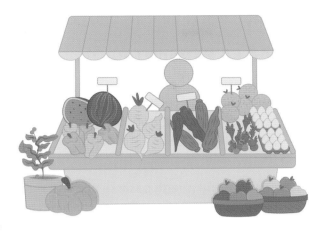

Por ejemplo, ¿has escuchado hablar de la yuca, la chirivía, el colinabo, la algarroba, la papaya o la chufa? Yo, personalmente, los desconocía por completo an-tes de iniciar este viaje hacia nuevos horizontes alimentarios, y hoy por hoy forman parte activa en mis recetas para sustituir alimentos tan básicos como lo eran la patata, el cacao, el melocotón o las almendras en mi dieta previa a las patologías.

La conexión que existe actualmente entre las diferentes culturas del mundo gracias a los medios de comunicación, las redes sociales, el comercio internacional y el comercio *online* es una gran oportunidad para ampliar esa nueva despensa y poder llevar una dieta equilibrada sin poner en riesgo tu salud. Si no sabes cómo cocinarlos, en internet encontrarás infinidad de ideas y siempre puedes preguntar en tu comercio de confianza.

SIMPLIFICAR

Adoptar un estilo de vida consciente im-plica invertir más tiempo en la cocina para elaborar recetas aptas; por tanto, apostar por la sencillez siempre será una baza ga-nadora. Si puedes utilizar tres ingredientes en lugar de diez, ahorrarás en tiempo, en el importe de la compra y descubrirás que hay muchos ingredientes que no aportan nutrientes y que podrías suprimirlos de tus platos sin echarlos en falta.

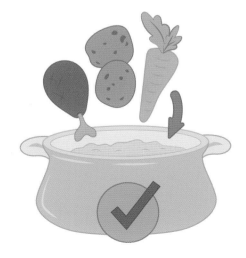

Gracias a las recetas de este libro, apren-derás a valorar el sabor natural de los alimentos sin necesidad de aditivos. Verás que los pasteles, las galletas y los bizcochos no necesitan levadura, azúcar o lácteos en todas sus versiones, o que los espesantes no son necesarios en muchas salsas y cremas.

CUIDAR LA PRESENTACIÓN

La vista es uno de los principales sentidos que percibimos al relacionarnos con los alimentos y forma parte de la experiencia gastronómica. A través de esta, podemos evaluar cómo están integrados los elementos del plato, las formas y los colores y le asignamos un grado de satisfacción en función del grado de apetencia, incluso antes de probar la comida.

Esta cuestión, que puede pasarse por alto o darse por sentada, es de vital importancia en procesos de cambio sujetos a determinadas restricciones alimentarias porque habrá ocasiones, sobre todo al principio, en las que resulte especialmente difícil sentarse a la mesa con personas que no compartan dichas circunstancias.

Presentar tus comidas con el mismo mimo que te las servirían en un restaurante de renombre facilitará que te sientes a la mesa con la atención plena necesaria para que puedas disfrutarla con el resto de los sentidos.

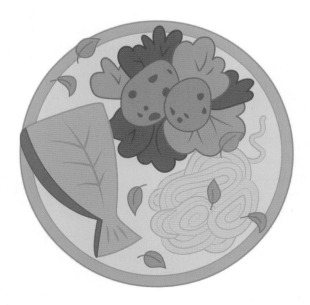

REEDUCAR EL PALADAR

La gran mayoría de personas hemos crecido normalizando el consumo de procesados hiperpalatables con azúcar, gluten, conservantes, potenciadores de sabor y otros mil aditivos que han conseguido bloquear nuestra capacidad para disfrutar de los sabores reales.

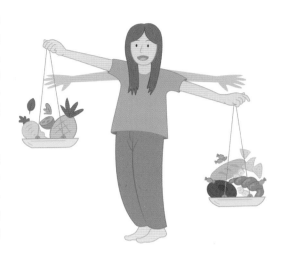

¿Qué es más dulce, una manzana o una onza de chocolate? ¿Por qué hay personas que priorizan las frutas dulces frente a las ácidas? ¿Cómo es posible que un alimento que evitabas comer en la infancia te guste de adulto?

El ser humano parte de una clasificación imparcial de sabores y, a medida que introducimos alimentos en nuestro organismo, el olfato y el gusto envían señales al cerebro para que este se vaya creando su propio umbral de sabores.

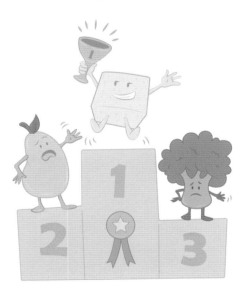

Los hábitos de consumo son en parte responsables de crear dicha clasificación, y en esta área pueden interferir varios factores del entorno, históricos, culturales, económicos, etc. Esto implica que las preferencias alimentarias se aprenden y, por lo tanto, que podemos reeducarlas.

«Tiene buena pinta, pero no sabe dulce». Este pensamiento pasará por la cabeza de toda persona que, habiendo crecido con unos hábitos alimentarios precedidos por el consumo de productos azucarados, se disponga a probar cualquier elaboración libre de azúcar.

Una vez que se le asigna al alimento un determinado lugar en la escala de sabores, no podemos borrar su existencia, pero sí regular su consumo y, de esta forma, restaurar la capacidad de nuestras papilas gustativas para reconocer otros umbrales de sabor y valorar positivamente otros alimentos.

CAMBIOS GRADUALES EN LA ALIMENTACIÓN

Reducir el consumo de forma escalonada ayudará al cerebro a crear nuevos lazos de sabor con otros alimentos y soltar la dependencia que le crean algunos aditivos. Es decir, si se consume una media de una tableta de chocolate diaria, no es sensato eliminarlo de la dieta repenti-namente, porque de esta for-ma alimentamos la ansiedad y la frustración. Sin embargo, puedo reducir su consumo paulatinamente para romper con el hábito establecido y empezar a reconocer los im-pulsos que nos llevan a comer dicho alimento.

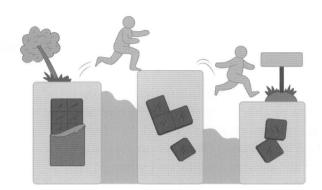

En caso de alergias, intoleran-cias y enfermedades autoinmunes, es el organismo el que pone a funcionar auto-máticamente las respuestas inflamatorias con los alimentos que no se toleran y, por tanto, es necesario excluirlos de forma inmediata (al menos hasta que se vuelvan a tolerar) para evitar daños irreparables en nuestra salud.

PROCESO DE ADAPTACIÓN

«Ya lo he probado, y no me gusta». ¿Cuántas veces lo has probado? ¿Cómo lo has cocinado? ¿En qué situación lo has introducido? ¿Con qué guarnición lo has acom-pañado? ¿Cuánta cantidad has degustado? ¿Qué pensamientos asociados tiene ese alimento en tu historia de vida? ¿Cuál es la pro-cedencia del alimento? Todos estos factores están implícitos en el discurso interno del «no me gusta».

Como decía previamente, tu paladar asocia un estímulo diferente a cada alimento, y es normal que una verdura, fruta, legumbre, tubérculo, carne o pescado, cuyo consumo rechazas des-de que tienes uso de razón, de primeras no te agrade, pero existen herramientas que puedes poner en práctica para educar a tu paladar.

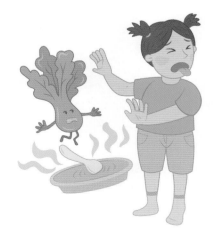

En el siguiente cuadro, encontrarás algunos trucos para introducir dichos alimentos paulatinamente en tu rutina:

¿QUÉ FACTORES INTERFIEREN EN EL RECHAZO QUE TE PRODUCE EL ALIMENTO?		
CARACTERÍSTICAS	SABOR	Cocínalo con alimentos de sabores intensos que ayuden a neutralizar la receta.
		Las especias, aliños y salsas son tus aliados.
		Inicia su consumo en porciones pequeñas.
	TEXTURA	Prueba diferentes técnicas de cocinado: cocción, horneado, salteado o cremas.
		Trocea o ralla el alimento para camuflarlo en tus platos.
	OLOR	Intenta utilizar técnicas de cocinado que reduzcan la propagación de los olores. Ejemplo: cocina al vapor en la vaporera al microondas o aerofreidoras.
MANIPULACIÓN		En el caso de pescados y carnes, solicita al profesional de tu confianza que adapte la preparación del alimento a tus necesidades y si existe falta de experiencia para cocinar determinados platos, busca videotutoriales o pide ayuda a personas de tu entorno.
DISCURSO INTERNO		Las personas cambian, al igual que sus necesidades y sus pensamientos. Cuestionar tus gustos es una poderosa herramienta para reinventar tu cocina.

Identifica esos alimentos:

EXPECTATIVAS

Además de educar al paladar, es necesario realizar un trabajo de concienciación y aceptación que te permita entender que en esta nueva etapa no vas a encontrar los sabores, texturas u olores a los que estabas acostumbrado. En su lugar, descubrirás nuevas sensaciones que podrás disfrutar tanto o más, siempre que te permitas soltar la expectativa y crear nuevos vínculos.

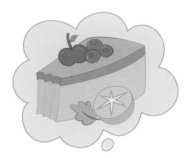

Ejercicio de introspección:

¿Qué estoy comiendo?	¿Qué sensaciones despierta en mí?	¿Con qué lo estoy comparando?	¿Mis expectativas son equiparables?	
			Sí ☐	No ☐
			Sí ☐	No ☐
			Sí ☐	No ☐
			Sí ☐	No ☐
			Sí ☐	No ☐
			Sí ☐	No ☐
			Sí ☐	No ☐

SUSTITUCIONES DE ALIMENTOS

Hay alimentos que tienen un uso muy arraigado en nuestra rutina alimentaria (gluten, azúcar, lácteos, huevo, levadura, etc.) y requieren hacer un reseteo de información para poder integrarlos en nuestra vida de forma sostenible. En este apartado se plantean algunas herramientas que te facilitarán la transición.

DIETA SIN GLUTEN

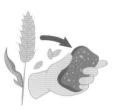

El gluten es una proteína que está presente en la semilla de algunos cereales y cuya función es aportar elasticidad, consistencia y esponjosidad a las elaboraciones de masas horneadas, lo que hace que su uso esté muy extendido en la industria alimentaria.

Los cereales que contienen gluten son los siguientes: trigo, cuscús, bulgur, cebada, kamut, centeno, espelta y triticale (cruce del trigo y el centeno).

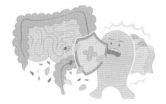

Se determina que existe un problema con esta proteína cuando el organismo no es capaz de digerirla por completo y da lugar a la activación del sistema inmunológico al reconocer esos fragmentos como «dañinos», lo que desencadena una reacción adversa.

Dado el aumento de personas que presentan sensibilidad alimentaria al gluten y la creciente demanda de productos, cada vez son más las marcas que se suman a comercializar productos bajo el eslogan «gluten free», lo que no los convierte en productos aptos para el consumo habitual. Las etiquetas nutricionales de estos procesados demuestran que la industria alimentaria suple la falta de gluten con azúcares*, conservantes químicos, colorantes, saborizantes artificiales, gomas, almidones modificados genéticamente, aceites de palma y gasificantes que contienen aluminio, entre otros productos.

La realidad es que esto los convierte en productos cuyo consumo habitual puede dañar la flora intestinal, propiciar la inflamación y, en consecuencia, agravar las patologías de la persona consumidora.

Las marcas realmente comprometidas con la salud de las personas que llevan una alimentación libre de gluten no suelen hallarse en el pasillo «gluten free» del supermercado porque las producciones son más pequeñas y sus costes son altos. Al no contener conservantes, son productos perecederos y su aspecto no es comercial, lo que los convierte en una opción poco atractiva para las grandes superficies.

Parece una buena opción realizar elaboraciones caseras, pero debemos agudizar la vista porque la red está repleta de recetas sin gluten que, al igual que la industria alimentaria, buscan imitar la repostería y panadería convencional incorporando entre sus ingredientes muchos de los productos ya citados *. Debemos comprender que no existe una harina sin gluten capaz de imitar sus características, pero se pueden conseguir resultados similares en repostería y panadería a partir de la mezcla de harinas sin gluten y otras fibras y proteínas. Disfrutar de la alimentación sin gluten respetando a tu organismo implica educarte en nuevas texturas y sabores que te permitan reinventarte en la cocina.

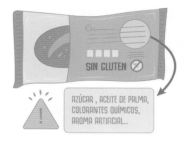

Para que una harina sin gluten pueda considerarse libre de trazas debe estar certificada como tal con el sello correspondiente, por lo que hay que leer las etiquetas de producto.

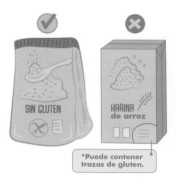

*Puede contener trazas de gluten.

La harina de trigo está compuesta por una parte de almidón y otra proteica. En esta última es donde encontramos el gluten en un 80 %; por eso las harinas sin gluten con un alto porcentaje de almidón necesitan otra que aporte valor proteico a las elaboraciones para que las masas leuden.

• Almidón en la panificación sin gluten

En el esquema se explica la composición de la semilla de maíz. El pericarpio protege la semilla, y contiene gran cantidad de fibra; el endosperma, es una fuente de hidratos de carbono o almidones, una reserva de nutrientes para la futura planta, y el germen es el embrión, que contiene grasa y proteína.

El almidón es el mayor polisacárido de reserva de los cereales. Representa el 69 % de la harina de trigo y es la principal fuente de azúcares fermentables en el proceso de panificación. No es soluble en agua, pero, cuando calentamos una mezcla de almidón y agua, los gránulos de almidón absorben el agua, hinchándose y creando una masa gelatinosa que, expuesta a las altas temperaturas de horneado (superior a 60 °C) paraliza la expansión y fija el volumen final de la masa.

Para obtener un mejor resultado en la panificación sin gluten, es recomendable que los almidones formen parte del 40 % al 70 % del total de los ingredientes empleados.

Este porcentaje varía en función del tipo de harinas con las que lo mezcles y la miga que quieras obtener: cuanto mayor sea la cantidad de almidón, mayor será el volumen y la elasticidad de las hogazas, y cuanto mayor sea el porcentaje de harinas, mayor será el valor nutricional del pan. Podemos categorizar los almidones en dos familias:

Húmedo: miga elástica y corteza fina y crujiente	Almidón o fécula de patata o yuca
Seco: miga más suelta y hogazas con volumen	Almidón de arroz o de maíz

• Grupos de harinas sin gluten equivalentes

Cuando intentamos recrear una receta con gluten en su versión libre de esta proteína, nos encontramos con el obstáculo que nos plantea no conocer las equivalencias, la humedad o el peso de estas harinas.

En la página 287 encontrarás un cuadro en el que se desglosan todas las harinas sin gluten que puedes encontrar en el mercado junto a sus características de uso y nutricionales.

A continuación, se plantea un resumen de grupos de harinas sin gluten equivalentes entre sí en características de uso, no así en sabor y valor nutricional:

Trigo sarraceno Arroz Sorgo Castaña	Avena Maíz Teff Quinoa Mijo Yuca	Garbanzo Altramuz Haba Guisante Lenteja roja	Almendra Nuez Cacahuete Chufa Coco Cáñamo

Boniato
Plátano macho
Algarroba

Estas harinas, junto con la de avena, almendra, chufa, coco y castaña se caracterizan por un sabor dulzón que podrás aprovechar en tus recetas dulces.

Psyllium
Lino dorado
Lino marrón
Chía

Estas semillas ayudan a aglutinar las masas, aportando elasticidad sin tener que utilizar huevo debido a su alto contenido de mucílago, una sustancia vegetal viscosa.

Proporción de semillas: añadir entre un 25-50 % de la cantidad total de la mezcla de harinas. Necesitan diez veces su peso en agua para hidratarse.

ENDULZAR SIN AZÚCAR

El azúcar se absorbe rápidamente en sangre, produciendo sustancias que nos generan sensación de placer, tranquilidad y euforia instantáneas, y su consumo está tan normalizado en nuestra sociedad que se pasan por alto los estragos en los que se ve involucrada en el organismo, ya que favorece enfermedades cardiovasculares, diabetes tipo II, cáncer, desajustes del sistema nervioso y digestivo, etc.

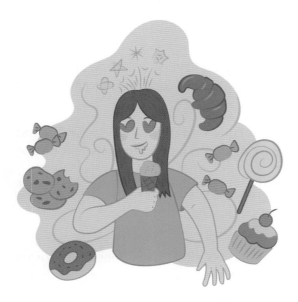

Los polialcoholes o polioles, a su vez, engloban a una familia de compuestos químicos orgánicos de sabor dulces que se utilizan con frecuencia en la industria alimentaria para elaborar productos bajo el sello «sin azúcar».

El consumo excesivo de estos edulcorantes (sorbitol, xilitol y manitol) puede llegar a modificar la composición de la microbiota intestinal y producir una fermentación bacteriana en el intestino (afirmación basada en el estudio de revisión realizado por la Asociación Mexicana de Gastroenterología sobre edulcorantes en diciembre de 2019).

Además, en caso de intolerancia al sorbitol (un poliol) y la fructosa (un glúcido), hay que tener en cuenta que se encuentran de forma natural en algunos alimentos (pimiento verde, maíz dulce, manzana, pera, albaricoque, nectarina, melocotón, ciruela, aguacate, cerezas, sandía, frutas deshidratadas, coco, aloe vera…), lo que hace que, a pesar de ser un alimento fresco y natural que puede citarse en los cuadros que se muestran a continuación, su consumo esté desaconsejado en algunos casos. Por eso es importante adaptar el listado a tus propias necesidades.

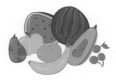

Frutas frescas o en compota: manzana, pera, plátano, papaya, caqui, chirimoya, melocotón, mango, fresas, arándanos, piña, uva, fruta de dragón, naranja, mandarina, pomelo, kiwi, limón, melón, cereza, moras, arándanos, fresas…

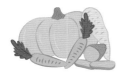

Verduras y tubérculos dulces: zanahoria, boniato, calabaza, chirivía, chufa, jícama, remolacha...

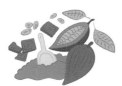

Cacao puro, algarroba en polvo, café o achicoria: Si bien es cierto que son amargos de por sí, mezclados con algún otro alimento de la lista que potencie su dulzor pueden aportar un regusto delicioso a tus postres.

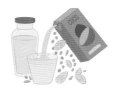

Bebidas y yogures vegetales: arroz, avena, mijo, coco, chufa, almendra...

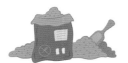

Harinas de boniato, mijo, avena, arroz, chufa, almendra, castaña, coco, plátano macho, algarroba, altramuz, nuez, anacardo.

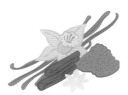

Vainas de vainilla y canela de Ceilán. Hay diferentes tipos de canela. La variedad *cassia* contiene una alta concentración de cumarina, un compuesto orgánico que, consumido en exceso, podría producir un daño hepático.

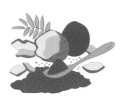

Azúcar de coco. Proviene de la savia de las flores del cocotero y es extraída mediante un proceso natural que conserva sus propiedades nutritivas. Sin embargo, no deja de ser un tipo de azúcar cuyo consumo habitual no está recomendado, pero puede ser un ingrediente puntual para la elaboración algunas recetas dulces siempre que se tolere bien.

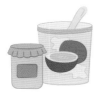

Aceite de coco, mantequilla y ghee. El *ghee* es un tipo de mantequilla clarificada que se obtiene a partir de un proceso de evaporación del agua de la leche, apartando las proteínas y los azúcares y conservando únicamente la grasa.

- **Grupos de frutas y verduras equivalentes en humedad para endulzar en recetas de repostería:** salvando las diferencias en sabor e intensidad del dulzor.

. Platáno	. Manzana	. Boniato
. Caqui	. Pera	. Zanahoria
. Kiwi	. Papaya	. Calabaza
. Mango	. Piña	. Chirivía
. Melocotón	. Uva	. Castañas
. Albaricoque	. Chirimoya	
. Pitaya	. Frutos rojos	

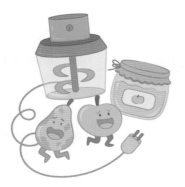

Las frutas mencionadas dentro del recuadro amarillo pueden utilizarse en las recetas sin necesidad de cocinarlas previamente, mientras que las variedades mencionadas en los recuadros azules es recomendable cocinarlas al vapor previamente, para que se evapore el agua en el caso de las frutas, y para que sea más manejable y se integre mejor en las mezclas en el caso de las verduras, frutos secos y tubérculos.

Identifica tus endulzantes favoritos:

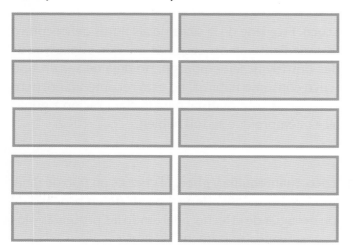

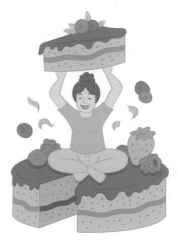

PROTEÍNAS DE ORIGEN VEGETAL

En casos en los que la proteína animal no se tolera correctamente o la persona escoge voluntariamente excluirla de su dieta en relación con sus valores, los alimentos citados a continuación pueden contribuir a completar su dieta. Sin embargo, como vengo indicando a lo largo de estas páginas, no es sensato realizar este tipo de cambios sin asesoramiento nutricional personalizado.

Leches y yogures vegetales	Coco, soja, almendra, anacardo, avellana, arroz, avena, chufa, mijo, alpiste, sarraceno.
Legumbres	Lenteja pardina, garbanzos, alubias, guisantes, habas, lenteja roja, *azuki*, soja, altramuces.
Frutos secos	Cacahuete, anacardo, almendra, nuez, nuez de Brasil, nuez de macadamia, avellana, pistachos, piñones, coco.
Semillas	Pipas de girasol, pipas de calabaza, lino, chía, amapola, sésamo.
Cereales y pseudocereales (sin gluten)	Avena, quinoa, arroz, amaranto, teff, trigo sarraceno, sorgo, maíz, mijo.
Tubérculos	Patata, zanahoria, rábano, boniato, yuca, nabo, remolacha, ñame, *wasabi*, chufa, *ginseng*, jengibre, cúrcuma, malangas, jícama.
Algas	Kombu, espirulina, nori, *wakame* y *chlorella*.
Hongos y setas comestibles	Champiñones, portobello, boletus, cardo, setas de San Jorge, níscalo, rebozuelo, *shiitake*, trufa.

Las legumbres, cereales y frutos secos contienen antinutrientes que pueden reducirse hidratando durante 24 horas el grano o los frutos. En el caso de las legumbres se recomienda activarlas con unas gotas de vinagre o limón durante la hidratación y utilizar cocciones largas de al menos 1 hora.

SUSTITUTOS DEL HUEVO

El huevo se utiliza como aglutinante para ligar los ingredientes, como leudante, actuando a modo de levadura en algunas elaboraciones horneadas y aportando humedad a las elaboraciones, pero no es irremplazable. En el esquema se muestran las opciones más comunes que se utilizan para sustituirlo:

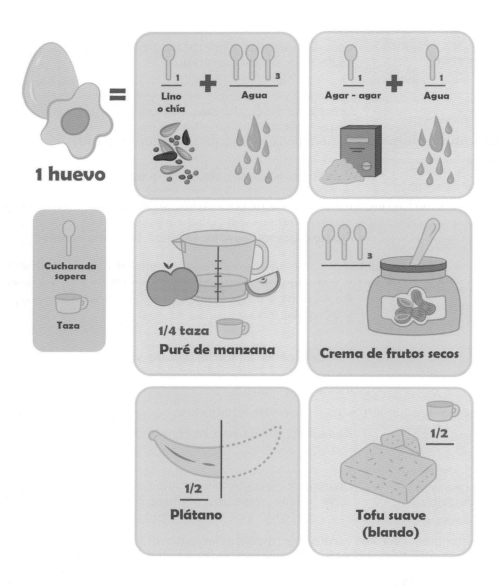

LA NEVERA Y LA DESPENSA SE SUMAN AL CAMBIO

Antes de empezar a revisar nuestros hábitos de consumo para ver si se adaptan a las nuevas necesidades, vamos a establecer un glosario de términos que nos ayudará a generar un criterio de compra.

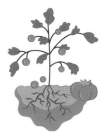 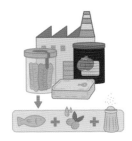 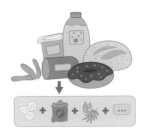

Alimento: lo que provee la naturaleza y no requiere ninguna manipulación.
Producto: aquellos alimentos que han sido manipulados.

> **- *Procesados:*** se someten a manipulaciones industriales mínimas que no alteran los nutrientes del alimento de origen. No se les añaden más de 3 o 4 ingredientes que pueden favorecer su conservación. Ejemplo: conservas de atún en aceite de oliva virgen extra (AOVE).

> **- *Ultraprocesados:*** cambian la naturaleza del alimento original al añadir 5 o más ingredientes, entre los que se suelen encontrar: sal, azúcar, edulcorantes, aceites, grasas, antioxidantes, levaduras, estabilizantes, conservantes, colorantes y saborizantes. Ejemplo: bollería, embutidos, panes…

ALIMENTOS FRESCOS *VS* PROCESADOS

Nuestro acelerado ritmo de vida ha dado pie a crear procesados de productos que podríamos consumir frescos (conservas, embutidos…) y, aunque resultan una herramienta útil haciendo un consumo responsable, es importante tomar conciencia de las consecuencias que puede tener un uso habitual de estos productos en nuestra alimentación.

Durante el proceso de conservación dichos alimentos suelen estar expuestos a mayor cantidad de sal, azúcares, conservantes o potenciadores de sabor de los que ingeriríamos del propio alimento fresco. Además, consumir habitualmente alimentos en conserva puede disparar los niveles de histamina en nuestro organismo.

Esta amina es un inmunomodulador que actúa como neurotransmisor y es necesario para regular diferentes funciones biológicas. La histamina es fabricada por nuestro

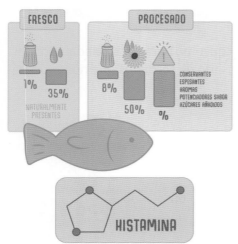

propio organismo y también por el de otros seres vivos (animales y plantas), por lo que también la ingerimos mediante los alimentos.

Cuando esta molécula no es degradada adecuadamente por el organismo, se libera en sangre y actúa como una enzima proinflamatoria que puede provocar reacciones alérgicas, migrañas, eczemas, cansancio, insomnio, hinchazón abdominal, disfagia y otros procesos inflamatorios.

Esta molécula comienza su alteración desde el minuto en el que el alimento (animal o vegetal) empieza a perecer, incrementado su concentración de histidina y creando un medio favorable al crecimiento bacteriano, por lo que, cuanto más tiempo lleve en conserva el alimento, mayor será su concentración de histamina y el riesgo de que esta afecte negativamente a nuestro organismo.

En resumen, las conservas envasadas en vidrio no dejan de ser un recurso saludable siempre que la persona las tolere bien y no tenga un exceso de esta amina. En caso de identificar la sintomatología que se le relaciona, lo conveniente sería consultar el caso con un especialista que pueda valorar el origen del problema antes de proceder a la retirada del alimento, ya que, como se explica en párrafos anteriores, esta amina es necesaria para el correcto funcionamiento del organismo.

DISRUPTORES ENDOCRINOS

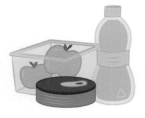

Estos disruptores tienen la capacidad de mimetizar nuestras hormonas encargadas de la comunicación entre células y órganos, lo que implica que pueden alterar el correcto funcionamiento de nuestro organismo.

Existen más de mil químicos con esta capacidad disruptora (pesticidas, ftalatos, parabenos, bisfenoles, triclosán, benzofenonas...) y con frecuencia se encuentran en los recipientes de uso alimentario, utensilios de cocina o en los propios alimentos, debido a un uso excesivo de pesticidas.

Nuestro organismo tiene la capacidad de eliminar cierta cantidad de tóxicos, pero, cuando la cantidad a la que lo exponemos es mayor que la capacidad para eliminarlos, pasan a nuestro organismo, contribuyendo a una lenta intoxicación que afecta negativamente a nuestra salud.

ALIMENTO ECOLÓGICO Y BIOLÓGICO

Para entender la importancia de priorizar esta línea de alimentos es necesario analizar la industria alimentaria actual, en la que se ha normalizado el uso de los pesticidas en la agricultura y los antibióticos en la ganadería.
Estos ayudan a mantener alejadas a plagas y enfermedades, consiguiendo aumentar la producción de alimentos y reducir las pérdidas.

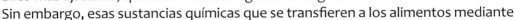

Esto implica un menor coste para el productor (ganadero o agricultor), un mayor beneficio para los distribuidores (comercios de alimentación) y un precio final de venta al público más ajustado, que la sociedad acoge de buen grado.

Sin embargo, esas sustancias químicas que se transfieren a los alimentos mediante

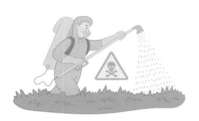

los pesticidas y los desajustes causados en la microbiota del animal por medio de los antibióticos no son inocuas para el cuerpo humano y, en el caso de las personas que tienen el sistema inmune debilitado y presentan diferentes patologías, este aporte de sustancias nocivas que llega por medio de los alimentos puede agravar sus problemas de salud.

• Agricultura

Según la OMS:

> En el mundo se utilizan más de 1000 plaguicidas para evitar que las plagas estropeen o destruyan los alimentos y cada plaguicida tiene efectos toxicológicos distintos. Las personas que aplican estos productos en cultivos deben protegerse adecuadamente, y las que no participan en esas actividades deben alejarse de la zona durante la aplicación.
> Los consumidores pueden reducir la ingesta de residuos de plaguicidas pelando o lavando las frutas y hortalizas.

Las sustancias químicas que se acumulan en la capa externa de frutas y hortalizas quizás puedan reducirse lavándolas, pero la cáscara no es impermeable y muchos de esos pesticidas están diseñados para penetrar en la piel y alejar a las plagas de la pulpa, con lo que terminamos ingiriéndolos nosotros, los humanos,

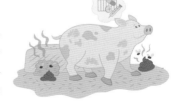

y los animales criados en la ganadería intensiva que se nutren con piensos expuestos a sustancias nocivas, lo cual promueve la espiral de ingesta de tóxicos.

El estudio de la ONU, realizado por Hilal Elver y Baskut Tuncak, demuestra que los plaguicidas son responsables de unas 200 000 muertes por intoxicación aguda cada año, y casi el 99 % de estas muertes ocurre en países en desarrollo cuyos cultivos se someten a este tipo de resíduos durante la cosecha.

• Ganadería

Según la OMS:

> Aproximadamente el 80 % del consumo total de antibióticos de importancia médica se da en el sector animal para estimular el crecimiento y su uso indebido está contribuyendo a que los humanos desarrollemos una resistencia a los antimicrobianos que pone en peligro nuestra capacidad para tratar las enfermedades infecciosas comunes.

Sin embargo, la realidad de la ganadería intensiva es la siguiente: los animales son criados en naves industriales sin acceso al exterior; comen, duermen y defecan en el mismo sitio, propagando así enfermedades y parásitos que se tratan con antibióticos; y aunque a día de hoy no es legal utilizar hormonas para favorecer el crecimiento del animal, sí que están permitidas con fines terapéuticos, con lo que todo ello termina estando presente en la carne que llega a nuestros hogares.

Además, el cansancio físico y el estrés que pueden generar en el animal las condiciones de vida en las que se cría conllevan cambios de tipo metabólico y hormonal que pueden tener efectos adversos para la salud, el bienestar animal y la calidad de la carne, afirmación respaldada por el estudio *Stress biomarker as indicators of animal welfare in cattle beef farming*.

En respuesta a los datos analizados, se están incrementando en el mercado productores de alimentos procedentes de ganadería y agricultura con certificado ecológico y biológico que buscan cubrir las demandas de aquellos que están concienciados con un estilo de alimentación que prioriza la salud, la sostenibilidad y el bienestar animal pese al incremento económico que supone en la compra, consecuencia de los altos costes de producción y crianza.

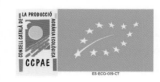

Estos sellos garantizan que se cumplen todos los criterios de la Unión Europea para que el producto pueda ser considerado ecológico, y si además se califica como regenerativo, significa que su producción contempla la preservación del medio ambiente y contribuye al equilibrio de los ecosistemas.

• Ecológico y biológico, ¿en qué se diferencia?

AGRICULTURA	ECOLÓGICA	BIOLÓGICA
Elaborados a partir de compuestos orgánicos	✓	X
Exento de sustancias para acelerar la producción	✓	X
Fomenta la biodiversidad de su región	✓	X
Exento de pesticidas y fertilizantes químicos	✓	X
Reduce el consumo de recursos naturales y energéticos	✓	X
Rotación de cultivos	✓	X
Sin manipulación genética (OMG)	✓	✓
Control de garantía (auditoría y sellos)	✓	X

GANADERÍA	ECOLÓGICA Y REGENERATIVA
Crianza libre en zonas de pasto exentas de contaminación	✓
Alimento a base de piensos ecológicos	✓
Ganadería circular	✓
Sin tratamientos antibióticos	✓
Sin manipulación genética (OMG)	✓
Control de garantías (auditorías y sellos)	✓
Garantía de bienestar animal	✓

• Sostenibilidad

La utilización de este término para definir un producto o servicio implica que se llevan a cabo las medidas pertinentes para fomentar el cuidado y respeto por el medio ambiente, que se tienen en cuenta los derechos humanos, el comercio justo y de proximidad y que se intentan reducir los residuos en producción, embalajes, almacenaje y transporte.

UTENSILIOS DE COCINA

Hasta ahora, hemos venido hablando de cómo reducir sustancias nocivas en los alimentos, pero ¿qué pasa con los utensilios que utilizamos para cocinarlos?

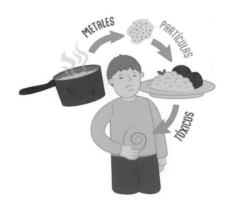

La gran mayoría del menaje de cocina que existe en el mercado está fabricado a partir de metales pesados o productos sintéticos que, al entrar en contacto con una fuente de calor, pueden llegar a desprenden sustancias dañinas para nuestro organismo que se adhieren al alimento y, a través de este, llegan a nuestro organismo. A continuación, se detallan las opciones más desaconsejadas y las menos perjudiciales para nuestra salud.

USO DESACONSEJADO

EL PLÁSTICO contiene bisfenol A (BPA) y ftalatos, y su fabricación genera una alta contaminación para el medio ambiente. El polipropileno (PP) y el Tritan© son los únicos plásticos recomendados por la OMS para estar en contacto con alimentos, por su resistencia a los cambios de temperatura y su estabilidad en contacto con los alimentos.

EL ALUMINIO Y EL COBRE son excelentes conductores de calor, lo que los convierte en una peligrosa fuente de toxicidad al entrar en contacto con los alimentos, y su producción y destrucción son altamente contaminantes.

EL TEFLÓN es uno de los antiadherentes más frecuentes que recubre los instrumentos de cocina. Una mezcla de materiales que contiene PFTE y APFO (PFOA). Este segundo es altamente tóxico e indestructible y, además de acumularse en el cuerpo, no se descompone en el medio ambiente.

USO MENOS PERJUDICIAL

Una alternativa al plástico podría ser **LA SILICONA de grado alimenticio o PLATINO**, inocua para la salud por ser libre de BPA, ftalatos y otras sustancias tóxicas. En la caja del artículo debe especificarse que se trata de la variedad *platino*. Productos: bolsas de congelado, vaporeras, moldes para horno…

Los utensilios de **TITANIO** tienen resistencia a altas y bajas temperaturas, es un buen conductor de calor, libre de toxicidad y su facilidad de limpieza garantiza la durabilidad.

EL HIERRO es un material inocuo que podemos encontrar como hierro mineral o hierro fundido. En este proceso de cocinado, libera pequeñas cantidades de hierro que se adhieren al alimento. Esto puede ser un problema en organismos con exceso de hierro, o una ventaja en caso contrario. La mayor desventaja que presentan es que se oxidan fácilmente en caso de uso inadecuado y que pesan mucho.

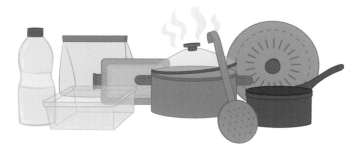

LA MADERA Y EL BAMBÚ tienen propiedades germicidas naturales; es decir, que los gérmenes mueren antes en una tabla de cortar de madera que en una de plástico. Hay que asegurarse de limpiar bien los utensilios con agua tibia y jabón y dejar que se sequen por completo antes de almacenarlos para que no aparezca moho en la superficie. Sin embargo, no se recomienda su uso en caso de alergias, intolerancias o celiaquía por la predisposición del propio material a la presencia de trazas entre sus vetas.

El **ACERO INOXIDABLE** es una aleación de diferentes metales (hierro, cromo, manganeso y níquel en diferentes proporciones, dependiendo de la calidad del producto). Algunos de estos componentes, en especial el níquel y el cromo, a pesar de estar presentes en nuestro organismo de forma natural, pueden llegar a ser muy dañinos si se absorben en grandes cantidades.

Sin embargo, dado que es un material con alta resistencia a la temperatura, a la corrosión química y a la oxidación, la cantidad de metales que libera a los alimentos no resulta tóxica en condiciones normales de uso. El acero inoxidable 316 y el 304 son las variedades que más garantías de atoxicidad ofrecen.

LA CERÁMICA (sin plomo), LA PORCELANA, EL BARRO Y EL CRISTAL O EL VIDRIO VITROCERÁMICO resisten bien al calor y tienen una alta durabilidad.

OTROS ELEMENTOS POTENCIALMENTE TÓXICOS EN LA COCINA

• Papel de aluminio

Durante la exposición al calor, es capaz de transmitir pequeñas cantidades de este metal a los alimentos. Existen envoltorios de tela o silicona platino para transportar alimentos a modo de alternativa.

• Film transparente

Es inestable y puede transferir parte de sus componentes a los alimentos en contacto con una fuente de calor. Alternativas: envoltorios de cera de abeja o cera vegana.

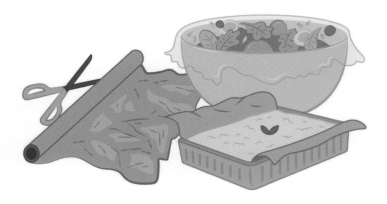

- **Papel de horno**

Con la exposición al calor, aumenta la transmisión de los tóxicos (blanqueantes, cloro, ceras y parafinas...). Existen en el mercado alternativas inocuas de papel vegetal siliconado, sin blanquear y biodegradable. Marca recomendada: *If you care.*

- **Productos de limpieza**

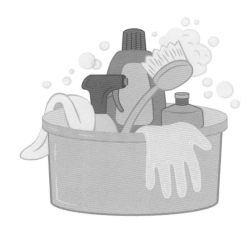

Lavavajillas, lejía, amoniaco... Estos productos químicos son de uso diario en nuestras cocinas, y la exposición prolongada a estos puede intoxicarnos y contaminar el planeta.

Muchos de los tóxicos que contienen estos productos acaban pasando al organismo a través de la inhalación o por contacto con la piel.

A día de hoy, existe una gran variedad de productos ecológicos o alternativas naturales, como el vinagre, el bicarbonato y el limón, que mantendrán tu hogar limpio y sin exposición a sustancias nocivas.

Identifíca los utensilios y productos con composiciones nocivas que tienes en tu hogar:

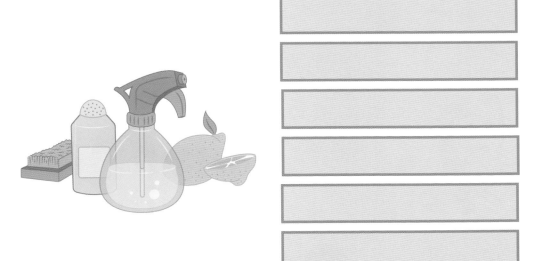

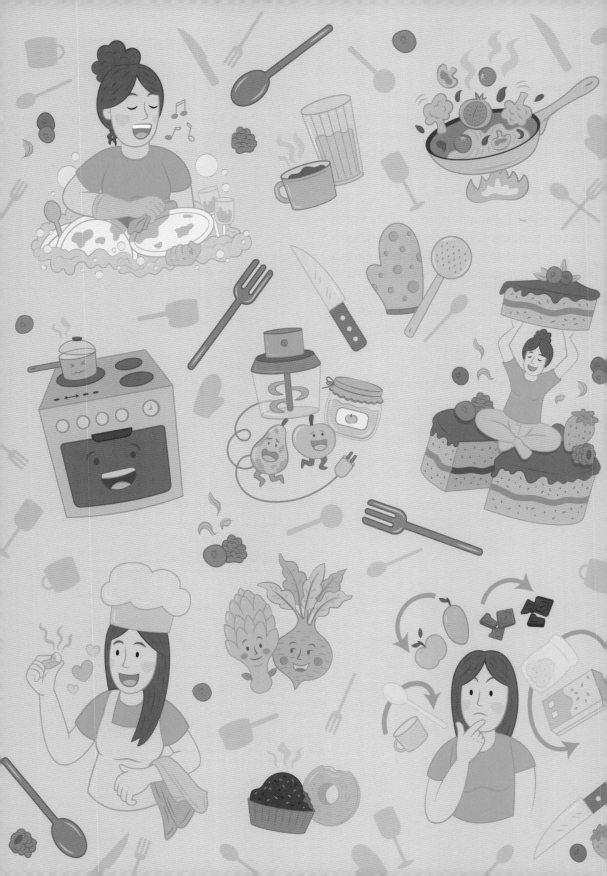

2
SEGURIDAD
ALIMENTARIA

Si has sido diagnosticado con alergias alimentarias, intolerancias o enfermedades autoinmunes como la celiaquía, probablemente ya conozcas las indicaciones para evitar la contaminación cruzada en la cocina, pero aun así considero que hay pautas que merecen tener una pequeña referencia entre estas páginas.

Cabe recordar que estas pautas son para aplicar en el hogar. Los comercios hosteleros y marcas de alimentación deben certificarse y formarse según las exigencias de la asociaciones correspondientes.

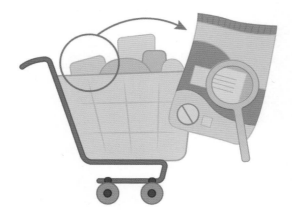

PREVENCIÓN EN EL SUPERMERCADO

Revisar detenidamente el etiquetado de los productos.

PREVENCIÓN EN RESTAURANTES Y COMEDORES ESCOLARES

La cocina debe estar adaptada según los criterios de las asociaciones de pacientes y, en el menú, deben señalarse la existencia de los catorce alérgenos de obligada declaración, la presencia de trazas y gluten.

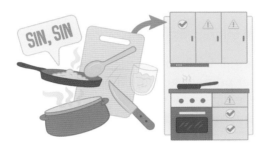

PREVENCIÓN EN CASA

- **En casos en los que se presente reacción a las trazas:**

Reserva unos utensilios exclusivamente para cocinar con ellos las comidas de las personas con necesidades especiales. Por ejemplo: sartén, tabla de cortar, cazuela, vajilla, cubiertos, etc.

A poder ser, almacénalos en un lugar diferente al resto de los utensilios para evitar la contaminación fuera de los fogones y etiquétalos de algún modo para diferenciarlos en siguientes usos.

Es necesario tener especial cuidado en el uso de electrodomésticos, como el horno, la freidora, la tostadora… Límpialos a conciencia en caso de haber estado en contacto con algún alimento que pueda propiciar reacciones y utiliza siempre bolsas para horneado o para tostadora para evitar la contaminación.

Las trazas del alimento pueden transferirse por contacto cruzado; es decir, que una ráfaga de corriente en la cocina puede transportar esas trazas al plato equivocado. Además, algunas alergias causan reacciones por inhalación, por lo que en casos de celiaquía o alergias alimentarias agudas es necesario eliminar cualquier rastro del alimento en cuestión en el hogar. Los alimentos de las personas con necesidades alimentarias especiales deben aislarse en tarros o *tuppers* herméticos y, en caso de refrigerarlos, que ocupen la parte alta de la nevera.

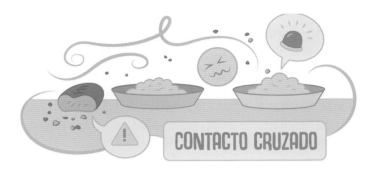

• En casos en los que se toleran las trazas:

Lo recomendable es seguir las instrucciones previas en la medida de lo posible y, en su defecto, cocinar primero la comida de la persona con restricciones para evitar contaminaciones e higienizar utensilios y superficies inmediatamente después de utilizarlas, haciendo especial énfasis en aquellos materiales más porosos (madera, bambú...) o con relieves. Los trapos de cocina y esponjas para lavar la vajilla deben tener un uso diferenciado.

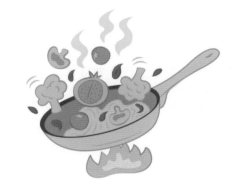

Otro consejo a tener en cuenta es mantener una continua higiene de manos durante la manipulación de alimentos y no utilizar guantes para cocinar, ya que su uso propaga las trazas y propicia el contacto cruzado.

En ningún caso, el alimento apto debe entrar en contacto con un aceite, harina, pan rallado o salsa que haya estado en contacto previo con un ingrediente que pueda provocar reacciones adversas. Por ejemplo, una persona alérgica al tomate no puede comer una ensalada a la que previamente le han añadido dicho

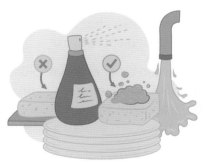

ingrediente, por mucho que después se retire. Y lo mismo ocurre con un cuchillo que se ha utilizado para cortar un pan con gluten: no podrá emplearse para manipular la comida que se le sirva a una persona celiaca a menos que se higienice previamente.

OTROS FACTORES DE RIESGO FUERA DE LA MESA

La higiene de manos y la higiene dental deben ser un ritual en el entorno de las personas con cierta sensibilidad alimentaria, dado que cualquier contacto a través de la piel o de las mucosas puede dar lugar a una reacción.

Este factor debe vigilarse especialmente en familias que convivan con animales y en las que estos puedan acercarse a la persona con sensibilidad tras la ingesta de algún alérgeno.

Sería conveniente que estas conductas se normalizaran en sociedad, para que los niños con estas necesidades puedan disponer de un entorno seguro en su centro de estudio, comedor o actividades de ocio.

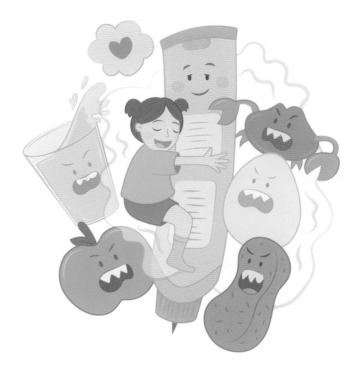

En caso de alergia alimentaria, es necesario tener cerca la adrenalina inyectable o la medicación pautada para poder actuar con rapidez.

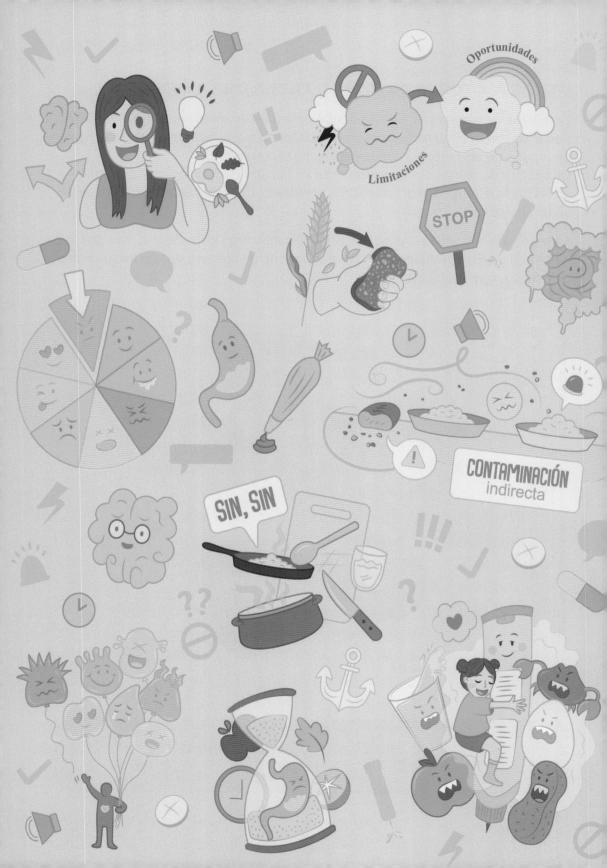

3
LAS EMOCIONES QUE ACOMPAÑAN AL CAMBIO

Después de conocer algunas de las herramientas que podemos utilizar para transformar nuestra nueva realidad alimentaria, toca presentar a otro de los compañeros de viaje que nos acompañará en esta aventura: las emociones.

Cualquier cambio en nuestra rutina puede desembocar en un desequilibrio interno. En estos casos, las emociones ponen a funcionar un mecanismo de defensa automático, fisiológico y desvinculado del raciocinio.

Cada proceso es diferente, pero por lo general, toda pérdida o cambio impuesto, como es el caso de la restricción alimentaria, viene acompañada de un proceso de duelo asociado al abandono de unos hábitos muy arraigados. Este estado nos conduce por diferentes fases:

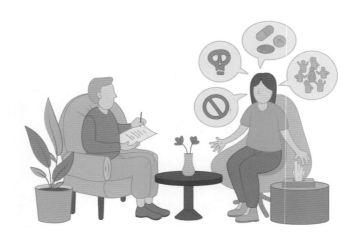

SHOCK EMOCIONAL

Te invade una sensación de incredulidad, impacto y angustia que no te deja interpretar el problema y te invita a esquivarlo.

IRA. ¿POR QUÉ A MÍ?

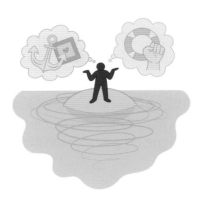

Cuando tomas conciencia de la pérdida, esta se manifiesta mediante sentimientos de rabia, tristeza, impotencia o culpa que pueden ir dirigidos a tu entorno (médicos, familiares, amigos, trabajo…) o hacia ti mismo, a modo de reproche (autoexigencia, hábitos de vida, nivel de estrés…).

NEGOCIACIÓN

En esta etapa se empieza a forjar un equilibrio entre la añoranza que te causa la pérdida y el sentimiento de superación que te invita a dejar atrás ese círculo de malestar. Puedes elegir entre quedarte indefinidamente atrapado en la queja, o empoderarte y buscar nuevos estímulos que te ayuden a labrar tu nueva realidad.

ACEPTACIÓN

En esta última etapa aprendes a mirar tu realidad desde otra perspectiva y conectas con las nuevas oportunidades de crecimiento que te puede reportar este cambio. En vista del gran desafío emocional que se plantea, es necesario englobar la salud mental dentro de las prioridades a trabajar en nuestros respectivos procesos, siempre supervisados por profesionales de la psicología cuyos conocimientos y experiencia se adapten a nuestra historia.

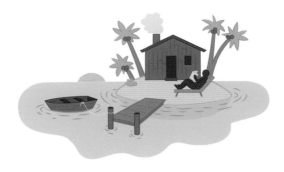

CICLO DE VIDA DE LAS EMOCIONES

Las emociones están destinadas a ser expresadas y gestionadas. De lo contrario, buscarán salida de alguna otra forma (ansiedad, dolor, cansancio, enfermedad...).

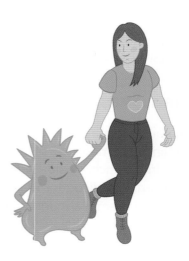

Si dejamos que la emoción anide en nuestro interior, nos mantendrá anclados al malestar. Sin embargo, aunque no podamos evitar su presencia, es posible regular su intensidad y darle el espacio que le corresponde en nuestra vida, de forma que siga caminando a nuestro lado para protegernos e informarnos, pero sin limitarnos.

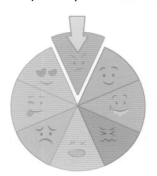

Para alcanzar ese equilibrio emocional es necesario conocer y poner en práctica el ciclo de vida de las emociones.

• Identificar tus emociones

Se trata de ponerles nombre y hacerlas visibles. Ejemplo de pensamientos en los que transitan emociones:

> «La falta de empatía de mi entorno me hace conectar con la **soledad**».
> «Tengo miedo al **rechazo**. Mis nuevos hábitos no encajan con mi entorno».
> «La incertidumbre y la falta de respuestas frente a mi patología me causan **ansiedad**».

Ejercicio. Libera el peso de tus emociones.

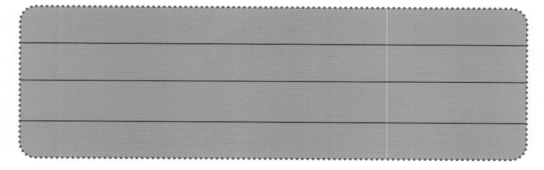

● **Validar tus emociones**

«No te preocupes», «no llores», «no te enfades», «no tengas miedo», etc.
Desde la infancia, nuestro universo emocional se construye normalizando que se silencie el sentimiento. Sin embargo, aceptarlo te permitirá tomar consciencia del lugar que ocupa en tu vida y observar los comportamientos asociados.

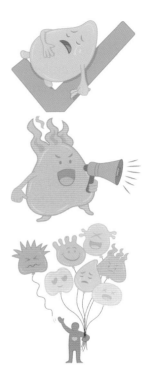

● **Escuchar lo que vienen a decirte las emociones**

Explorar el origen de esa emoción te ayudará a entender su procedencia y cuál es su función en este momento. Ejemplo: el miedo a probar nuevos alimentos me conecta con la probabilidad de sufrir un *shock* anafiláctico; si estoy en un entorno seguro en el que me siento «auxiliada», lo gestionaré mejor.

● **Soltar las emociones para convivir en armonía**

Una vez desarrolladas las herramientas para convivir con la emoción, esta dejará de ser protagonista y podrás focalizarte en otros estímulos que te ayuden a conectar con tu nueva realidad.
La salud mental es el cimiento sobre el que construimos nuestras vidas y determinará la fortaleza con la que haremos frente a los obstáculos.

Ejercicio. ¿En qué etapa del ciclo de las emociones te encuentras?

REEDUCAR EL DIÁLOGO INTERNO

Identificar los diálogos que nos mantienen anclados a la queja y neutralizarlos es una de las herramientas más poderosas para cambiar la perspectiva frente a la enfermedad o patología.

«Siempre que como, me siento hinchad@, con ansiedad y me invade el miedo a que los alimentos me sienten mal y tenga que salir corriendo al centro de salud más cercano».

«Mi forma de relacionarme con la comida está cambiando y no es agradable, pero me esforzaré por buscar herramientas que me ayuden a adaptarme a los cambios y buscaré un *entorno seguro* para comer».

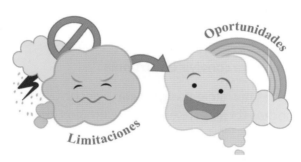

Ejercicio. Identifica y transforma tu diálogo interno para salir de la queja.

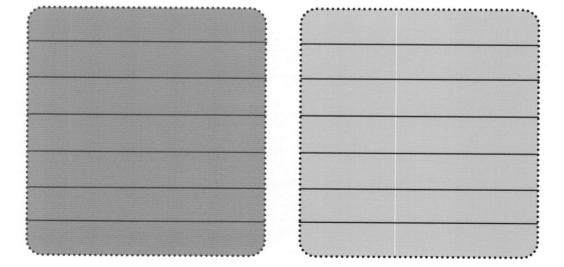

• Crear lazos con los nuevos hábitos

Gran parte del malestar que encontramos en esta nueva realidad llega de la restricción alimentaria, que a su vez nos da la oportunidad de reconectar con las necesidades del organismo y recuperar la salud.

Entender las razones que nos llevan a cambiar de hábitos nos permite dejar de focalizar en el malestar y nos impulsa a crear nuevas herramientas con las que disfrutar a la mesa.

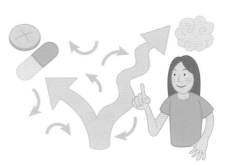

Un hábito perdura en el tiempo, si los cimientos del cambio se construyen desde la consciencia, la determinación y la responsabilidad con uno mismo.

Medir tu grado de consciencia y entender el origen del cambio es el primer paso hacia la aceptación.

Ejercicio. ¿Qué me lleva a hacer este cambio en mi rutina?

_____

_____

_____

_____

Ejercicio. ¿De qué forma me va a afectar (cultural, social, económicamente…) este cambio de hábitos en mi rutina?

_____

_____

_____

_____

_____

_____

HACER PARTÍCIPE AL ENTORNO

El entorno forma parte activa de tu realidad. Comunicarte con ellos, formarlos en base a tus nuevas necesidades y pedir ayuda cuando la necesites serán algunas de las acciones que te permitirán construir los pilares del cambio.

La realidad es que, en su gran mayoría, la sociedad aún no está familiarizada con las necesidades alimentarias especiales, lo que hace que en consecuencia los establecimientos hosteleros y marcas de alimentación tampoco presten especial interés por adaptar sus servicios a nuestro colectivo.

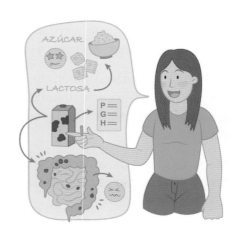

Sin embargo, me aventuro a afirmar que está en manos del interesado propiciar ese cambio social, exponiendo sus requerimientos.

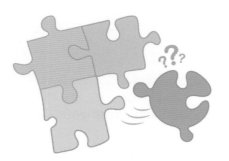

No podemos pretender que las personas ajenas a nuestra historia conozcan las necesidades especiales que nos acompañan, pero podemos sugerir un cambio. Esto no garantiza que se haga efectivo, pero pondrá sobre aviso a esa pequeña parte de nuestro entorno social de que existe una demanda diferente.

Existen muchas maneras de contribuir al cambio de paradigma. En la siguiente página te hablo de algunas acciones que yo misma pongo en práctica habitualmente.

Las personas vivimos en constante evolución, transformando mediante la experiencia nuestra propia identidad y el mundo que nos rodea. La realidad que un día te llevó a recorrer un sendero solitario puede servir de brújula para que otros caminen acompañados.

- **Estás fomentando la integración a la mesa cuando:**

Facilitas un listado de productos aptos a tu tienda de alimentación de confianza con el fin de que los incluya en sus pedidos a proveedores.

Compartes tu experiencia de pacientes con las personas de tu entorno (amigos, familia, compañeros de trabajo o tu comunidad en RR.SS.).

Compruebas que los restaurantes que frecuentas cumplen con la ley de alérgenos (Real Decreto 126/2015), que implica la obligatoriedad, desde 2014, de informar de los alérgenos contenidos en sus productos.

Sugieres a los hosteleros de tu zona que certifiquen sus restaurantes y adapten sus cartas para ofrecer una alimentación libre de trazas.

Escribes a las marcas, preguntando por una línea de productos alimentarios con determinadas características (ej.: sin lactosa, sin huevo, sin gluten, sin maíz...).

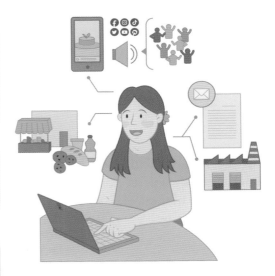

Consumes marcas comprometidas con la producción de alimentos certificados según la normativa.

Colaboras en las iniciativas de concienciación que organizan las asociaciones de pacientes:
· AEPNAA (alergias)
· FACE (celiaquía)
· EACEADE (espondiloartritis)
· AEDESEO (esofagitis eosinofílica)
· AFIBROM (sensibilidad química múltiple)
...

Priorizas tus necesidades y planteas cambios en tu entorno cercano para poder disfrutar de un ocio seguro, ya sea compartiendo con ellos tus recetas adaptadas o proponiendo nuevos planes en establecimientos inclusivos.

PONER LÍMITES

Es muy probable que, frente a esta nueva realidad, recurras a tu entorno más cercano en busca de comprensión y apoyo. Sin embargo, si tu entorno no ha desarrollado la capacidad de relacionarse desde la empatía, pueden favorecer tu malestar con juicios y creencias limitantes.

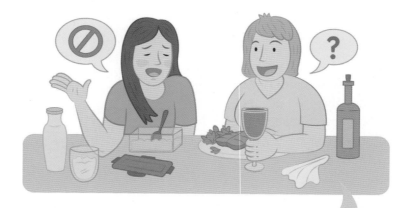

«Por un poco no pasa nada».
«Te ves muy delgad@/gordo@, deberías comer más/menos».
«Las pruebas dicen que todo está bien. No le des más vueltas».

Los mensajes de estas personas son el reflejo de sus propias heridas, miedos y frustraciones, y no podemos interferir en la forma que tienen de gestionarlo, pero sí podemos decidir limitar sus interacciones para que no comprometan nuestra salud física y mental.

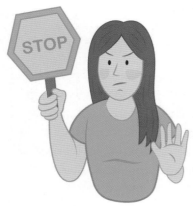

● **¿De qué forma limitar a tu entorno sin que la relación se vea comprometida?**

1. Sugerir de forma amable que dejen el tema porque te hace sentir mal.
2. Explicarles que, aunque no comprendan algunas de tus acciones, les agradecerías que las respeten.
3. Abandona la conversación hasta que la otra persona se preste a escuchar de forma neutral.
4. No intentes imponer tu pensamiento.

4
TRATAMIENTO

Cuando llevas un tiempo conviviendo con la enfermedad, encontrar una mano amiga en la medicina convencional o alternativa que te ayude a revertir el malestar, o simplemente se preste a escucharte, puede llegar a resultar abrumador. Pero es necesario entender que los conocimientos de cualquier profesional (por muy actualizados que estén) y las pautas que pueda proponer están basadas en evidencias científicas que no dejan de ser teoría general.

Cada organismo es diferente, y también la historia de vida del propio paciente. Por eso es necesario aprender a respetar las necesidades de la persona en su conjunto por encima de cualquier pauta.

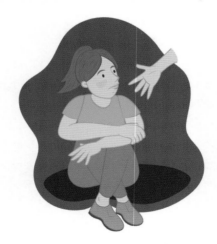

SITUACIONES DE ALERTA

■ Los tratamientos que normalicen el síntoma y busquen parchearlo con fármacos indefinidamente para silenciar el malestar.

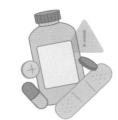

■ Las dietas de exclusión de alimentos permanentes sin causa justificada (alergias, intolerancias o enfermedades autoinmunes).

■ La demonización de algunos alimentos pueden propiciar o potenciar trastornos de la alimentación.

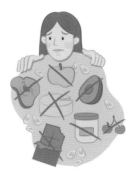

■ Imposición de un horario y una determinada frecuencia de comidas. El organismo determina por sí mismo estos parámetros y marca los ritmos que necesita para realizar una correcta gestión de sus funciones.

■ La imposición de ayunos prolongados sin supervisión o pautar cinco comidas diarias quizás no sea la mejor manera de escuchar las necesidades del organismo.

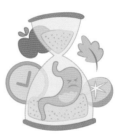

CARACTERÍSTICAS DE UN ACOMPAÑAMIENTO BENEFICIOSO

■ Las terapias centradas en encontrar el origen de la patología de forma integrativa, entendiendo el síntoma como una herramienta para encontrar respuestas.

> Ej.: mis alergias alimentarias, gastritis y estreñimiento crónico tenían parte de su origen en una alteración genética en el hígado que impide eliminar las sustancias nocivas de mi organismo con normalidad, propiciando un desajuste del resto de la maquinaria.

■ Una pauta de alimentación y estilo de vida (descanso, actividad física, gestión de la salud mental) que se ajuste a tus circunstancias de vida y contemple la flexibilidad como una herramienta más para sanar.

■ Una terapia fundamentada en la comunicación y la formación del paciente, que le permita entender en qué se fundamentan las pautas del profesional.

■ Un acompañamiento fundamentado en la escucha del cuerpo en el plano físico y emocional para atender a las necesidades de cada momento.

MEDICINA INTEGRATIVA

Esta terminología engloba gran diversidad de disciplinas de la salud que no se practican dentro de la medicina convencional y que ofrecen vías naturales para sanar, entendiendo el síntoma como una herramienta para encontrar el origen del malestar. Es decir, que independientemente del lugar donde se origina el síntoma, buscan las posibles causas teniendo en consideración el organismo en su totalidad.

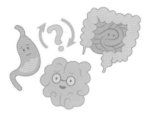

Existen múltiples disciplinas y, en función de las necesidades de cada paciente, habrá terapias que estén más recomendadas que otras. Desde mi experiencia, no hay una única terapia que se adapte a un paciente en concreto, sino una suma de varias enfocadas en trabajar las necesidades de un mismo organismo. A continuación cito algunas de las medicinas integrativas más relevantes:

PSICONEUROINMUNOLOGÍA (PNI): es una rama de la medicina, con enfoque interdiciplinar, que estudia la interacción entre los procesos psicológicos, los sistemas nervioso e inmunitario y su efecto sobre la salud. Basa el tratamiento en estudios científicos.

OSTEOPATÍA: considera que todas las partes del cuerpo están conectadas a través de las diferentes estructuras, como los huesos, los músculos, el sistema visceral, etc. Y los profesionales que la desempeñan utilizan diferentes técnicas manuales para manipular esas estructuras, encontrar el origen del dolor y aliviarlo.

MEDICINA CHINA: observa el equilibrio del cuerpo, la mente y el espíritu para determinar cómo restablecer el *qi* (un tipo de energía que fluye a través de los meridianos) y el equilibrio del yin y el yang, con el fin de restaurar la salud.

FLORES DE BACH: son esencias florales que se utilizan para tratar situaciones de malestar emocional cuya somatización proyecta afecciones físicas.

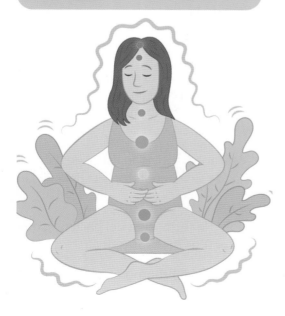

MORATERAPIA - BIORRESONANCIA: esta práctica sostiene que cada persona posee un espectro vibracional y, de igual manera, sus órganos, los procesos bioquímicos de su cuerpo y las sustancias nocivas que lo enferman. Los practicantes son capaces de interpretar las vibraciones y proyectarlas reflejadas para revertir la enfermedad.

REIKI: esta terapia se caracterizada por restablecer el equilibrio físico, mental y espiritual del paciente, colocando las manos sobre determinados chacras para mejorar el flujo de la energía.

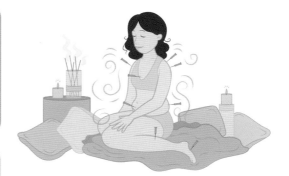

BIOMAGNETISMO: utiliza la aplicación de imanes en ubicaciones específicas del cuerpo para restablecer el pH de una determinada zona, eliminando los microorganismos patógenos que originan enfermedades.

AYURVEDA: describe la vida como la coordinación del alma, la mente, los sentidos y el cuerpo en interacción con la naturaleza y el cosmos. Plantea cambios en la alimentación y el estilo de vida, suplementación natural, técnicas de respiración y meditación o puntos de presión energéticos como herramientas para encontrar el equilibrio.

REFLEXOLOGÍA: se basa en la realización de presión alterna en un zona concreta de manos, pies, orejas o cara, donde se hayan puntos reflejos, terminaciones nerviosas conectadas mediante la médula espinal a los órganos donde se localiza el malestar.

En caso de valorar la opción de llevar a cabo cualquiera de estas terapias, es necesario entender que el tratamiento no tendrá nada que ver con el tipo de medicina convencional que frecuentamos desde niños.

En esta modalidad no existen los atajos, y los efectos no tienen por qué ser inmediatos. ¿Cuántos meses/años llevas observando cambios en tu organismo hasta llegar a la cumbre del malestar físico que te hizo tomar las riendas de tu salud? El camino para sanar no es diferente al que recorrimos para enfermar, pero ahora lo recorremos a la inversa.

COSTE ECONÓMICO, FÍSICO Y EMOCIONAL

Cabe destacar que todos los tratamientos mencionados son medicinas privadas, cuyo importe puede variar mucho de unas prácticas a otras y que, sin duda, es algo a tener en cuenta cuando inicias un tratamiento cuya duración desconoces. Además, tendrás que prever que la gran mayoría van acompañados de suplementación natural que sumará un gasto adicional.

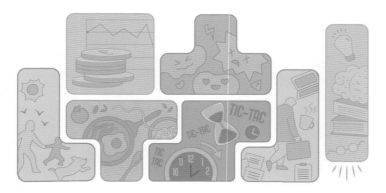

Esos son los costes deducibles que quien más y quien menos ha sopesado cuando inicia una terapia. Ahora bien, no olvidemos previsualizar el desgaste físico y emocional que supondrá el empoderamiento de tu salud.

Desgaste físico, porque te responsabilizarás de organizar todo tu mundo para adaptarlo a tus nuevas necesidades, lo que supondrá invertir mucho de tu tiempo en tareas que antes quizás no ocupaban un hueco en tu rutina (ejemplo: cocinar y formarte). Y desgaste emocional, porque el camino para sanar no es lineal, sino una montaña rusa que, al mismo tiempo que pondrá a prueba el compromiso adquirido con tu salud, será una fuente infinita de aprendizaje.

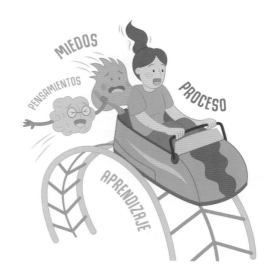

Habrá momentos en los que sientas que tu vagón se ha quedado estancado y que el proceso se detiene, y también es necesario. Hacer un alto en el camino no nos hace retroceder, nos da tiempo para procesar la información, para entender el proceso, para escucharnos y tomar decisiones. Permítete caer, escalar y parar a repostar.

Ejercicio. Traza los ejes de tu montaña rusa para ver con perspectiva el proceso.

REINTRODUCCIÓN DE ALIMENTOS

En caso de haberse sometido a una dieta de exclusión de alimentos justificada por la mala tolerancia de estos, es muy probable que se desarrollen ciertas conductas evitativas o adictivas que, una vez revertido el origen de la intolerancia, dificulten el proceso de reintroducción del alimento.

Esto ocurre principalmente porque, en el proceso para sanar, las pautas del profesional que nos acompaña pasan a convertirse en hábitos e instaurarse en nuestra rutina como creencias limitantes y miedo al propio alimento. El malestar emocional que genera dicha situación es contraproducente en el tratamiento.

- **Conductas y emociones frecuentes:**

  - Miedo a volver a sufrir sintomatología.

  - Conducta vigilante durante las comidas, que se traduce en una sobreestimulación del sistema nervioso.

  - Demonización del alimento, basada en la sobreinformación y la cultura de la dieta.

  - Ansiedad durante las comidas, que puede desembocar en atracones que involucren al alimento restringido.

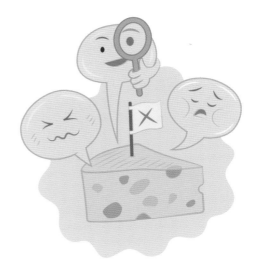

● **Recomendaciones:**

▪ Que la reintroducción sea una decisión consciente y no una imposición.

▪ Procura que las prisas no frenen tu proceso. Introduce el alimento en el momento en el que te sientas emocionalmente preparado.

▪ Busca un entorno seguro. En caso de alergias alimentarias severas, es necesario realizar estas introducciones bajo supervisión sanitaria.

▪ Intenta identificar las dificultades que acompañan la degustación del alimento (emociones, creencias, hábitos…). Ser consciente de estas barreras te permitirá desarrollar una nueva estrategia de empoderamiento.

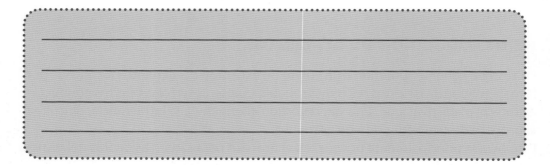

▪ Escapa de la perfección. Por lo general, las pautas de reintroducción son muy específicas. Incluyen cantidades y frecuencia en la que se debería consumir el alimento. Ten muy presente que esas pautas son solo una pequeña parte de tu realidad y que el grado de compromiso con tu salud física no es mayor que con tu salud mental.

5
¡A COCINAR!

Antes de ponernos el delantal, revisa el glosario de iconos
que acompañan a las recetas para sacar el máximo partido
al contenido de este recetario.

Cada receta irá acompañada de un recuadro como este
donde se especifican mediante iconos algunas características
del plato que te permitirán decantarte por la opción
que más se ajuste a tus necesidades.

Los parámetros señalados en dicho recuadro irán
variando en función de la receta.

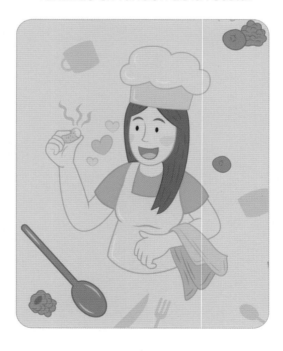

INTERPRETACIÓN DE ICONOS

La intensidad de color aumenta en relación con el grado de sabor y dificultad, mientras que en las raciones indica el número de comensales que abarca la receta.

El tiempo de cocinado se indica en minutos y engloba los procesos de manipulación, no así de fermentación o hidratación.

GLOSARIO DE ALÉRGENOS PRINCIPALES

Según el Reglamento UE 1169/2011, estos son los catorce alérgenos de obligada mención. Los encontrarás en el índice previo a cada bloque y en las recetas para facilitar tu planificación y garantizar la seguridad alimentaria.

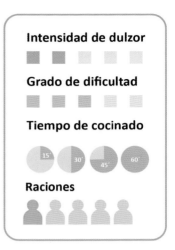

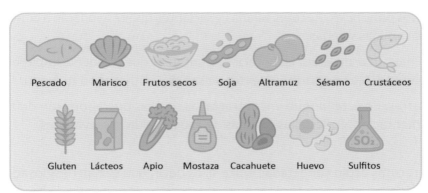

OTROS ALIMENTOS IDENTIFICADOS

Dado que el abanico de alergias e intolerancias es más amplio de los descritos por la normativa, en las recetas también se indicará la presencia de los siguientes alimentos:

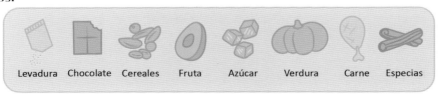

ICONO DE RECETA VEGANA

Las recetas que se identifican con este icono se han elaborado con alimentos de origen vegetal.

INDICADOR DE RECETA EXPRÉS

Este icono señala las recetas cuya elaboración es más rápida y sencilla. Son platos para cocinar en el microondas o en la sartén en un tiempo igual o inferior a 15 minutos.

DISTRIBUCIÓN DE LAS RECETAS EN CUATRO BLOQUES

- *Aperitivos y entrantes*. Platos sencillos que puedes elaborar a modo de aperitivo para acompañar el plato principal.

- *Platos principales*. Recetas saladas y saciantes que te ayudarán a confeccionar tus comidas y cenas.

- *Cremas y mermeladas*. Elaboraciones untables que pueden complementar las recetas dulces o aportar un extra de sabor y nutrientes a tu menú.

- *Postres*. En este bloque encontrarás las recetas que aportarán dulzor en tu alimentación. Todas ellas exentas de azúcar, gluten y levaduras.

Algunas recetas están conectadas entre sí, es decir, que se han desglosado en dos recetas diferenciadas para facilitar su comprensión. Por ejemplo, la bechamel y la lasaña o la masa de yuca (receta base) y las espirales de yuca.

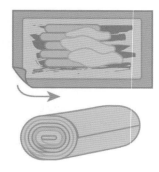

GLOSARIO DE UTENSILIOS

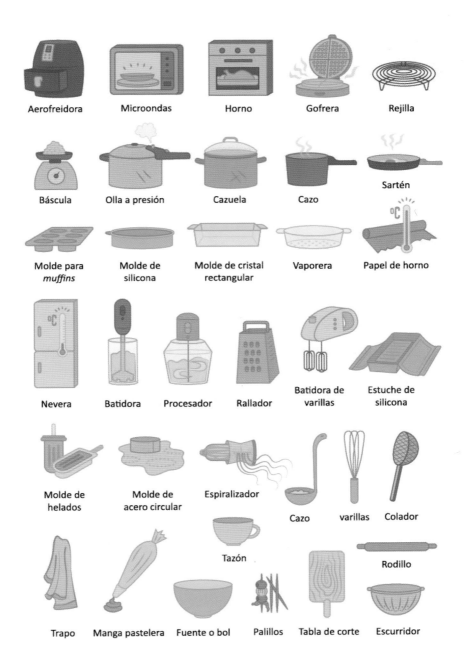

Aerofreidora · Microondas · Horno · Gofrera · Rejilla

Báscula · Olla a presión · Cazuela · Cazo · Sartén

Molde para *muffins* · Molde de silicona · Molde de cristal rectangular · Vaporera · Papel de horno

Nevera · Batidora · Procesador · Rallador · Batidora de varillas · Estuche de silicona

Molde de helados · Molde de acero circular · Espiralizador · Cazo · varillas · Colador

Trapo · Manga pastelera · Fuente o bol · Tazón · Palillos · Tabla de corte · Rodillo · Escurridor

ALIMENTOS POCO CONVENCIONALES

En este apartado se hace una pequeña introducción a ingredientes que posiblemente hasta ahora no utilizas en tu cocina y que encontrarás en el bloque de recetas. Ampliar tu despensa de alimentos te ayuda a eliminar barreras y a construir nuevos hábitos que favorezcan tu salud.

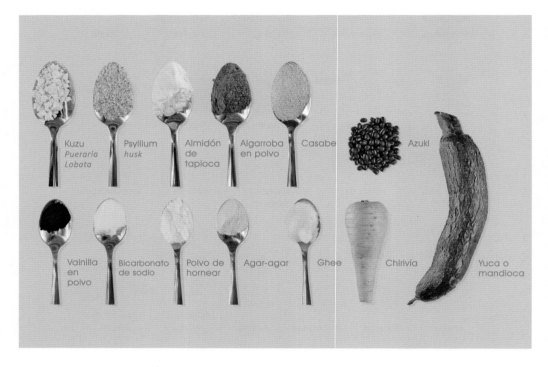

- **Kuzu:** es el almidón obtenido a partir de la planta *Pueraria lobata*. Se utiliza como espesante. Una cucharadita de esta raíz equivale a una cucharada sopera de almidón de maíz.

- ***Psyllium husk:*** es una fibra que proviene de las semillas de la planta *Plantago ovata*. Lo más habitual es encontrarla en polvo en el mercado. Su función en las recetas sin gluten es ligar las masas y aportar volumen durante el horneado.

- **Almidón de tapioca:** la tapioca es el almidón extraído de la yuca. Tiene un sabor neutro que la hace apta para recetas dulces y saladas. Se utiliza como espesante en cremas y tiene un uso muy extendido en repostería y panificación sin gluten porque aporta elasticidad y consistencia a las masas. En contacto con una fuente de calor, el almidón fija el volumen de las masas.

● **Algarroba en polvo:** el sabor de esta legumbre recuerda al del cacao. Contiene un índice de grasa del 1 % y es un alimento apto para dietas bajas en histamina.

● **Casabe:** se denomina así al pan fino hecho con yuca. Se comercializa en forma de tortitas, y en su versión procesada, a modo de pan rallado, para rebozar alimentos o para aportar unidad a las masas horneadas.

● **Azuki:** se caracteriza por ser una de las legumbres más fáciles de digerir. Aunque de normal se utiliza para guisos, su textura arenosa y su sabor neutro la convierten en una alternativa versátil para utilizarla de base en algunos postres.

● **Yuca**: es un tubérculo muy versátil. Se puede consumir al vapor, horneada, frita y podrás conseguir masas muy similares al hojaldre.

● **Chirivía:** es una herbácea de raíz carnosa. Se puede consumir en crudo, al vapor o en crema, y su sabor característico aporta un gusto delicioso a muchos postres.

● **Ghee:** se trata de un tipo de mantequilla clarificada con un regusto muy dulce. La grasa del ghee es muy estable, tolera temperaturas de hasta 250 °C sin riesgo de oxidarse.

● **Agar-agar:** esta sustancia natural se forma a partir de algas y se utiliza para gelificar cremas.

● **Bicarbonato de sodio:** es un agente leudante que genera gas en las masas para favorecer acabados esponjosos. Se activa al entrar en contacto con un ácido (limón, lácteo, vinagre…). Es recomendable buscar alternativas en el mercado libres de aluminio y otros agentes químicos empleados en su extracción.

● **Polvo de hornear:** se trata de una mezcla leudante compuesta por almidón de patata, bicarbonato sódico y ácido tartárico. Su capacidad para levar las masas es inferior a la del bicarbonato de sodio activado.

● **Vainilla en polvo:** la vainilla en polvo no contiene azúcares añadidos, proviene de la molienda de la vaina y aporta un aroma y dulzor natural a las elaboraciones dulces. Escoge variedades ecológicas siempre que sea posible.

SÚMATE AL MOVIMIENTO #SINBARRERASALAMESA

Estas recetas se crearon con el fin de fomentar la inclusión a la mesa, y la forma de lograrlo es hacer que lleguen a la mayor cantidad de hogares posible. Las redes sociales son el mejor escaparate para llegar a personas con las que compartimos aficiones, experiencias o valores, y sería de gran ayuda que muestres tus versiones de las recetas en este medio para seguir ampliando esta red de personas que han vuelto a disfrutar a la mesa cultivando su salud.

● **¿Cómo puedes ayudar?**

1. Comparte tu versión de las recetas o tus ejercicios de reflexión en redes sociales etiquetando a @alergiasalamesa y utilizando el *hashtag* #sinbarrerasalamesa.

2. Sigue el *hashtag* mencionado para ver las creaciones y conocer las historias de otras personas que están cambiando sus hábitos de alimentación para restaurar su salud, creando así nuevos vínculos con tus mismas necesidades alimentarias.

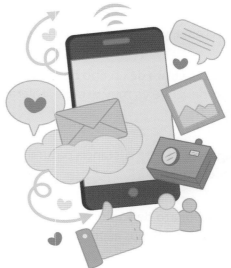

3. Tu opinión es importante. Una reseña del contenido de este libro en cualquier plataforma donde se ofrezca a la venta será de gran ayuda para aportar valor a estas letras y que otros usuarios se paren a valorar el artículo.

4. Las redes no están solo *online*. Hablar de tus nuevos hábitos con personas del entorno, darles a probar las recetas o facilitarles la información para que puedan abrirse a un nuevo abanico de alternativas gastronómicas es una gran aportación para fomentar la integración a la mesa.

Y ahora sí ¡A disfrutar!

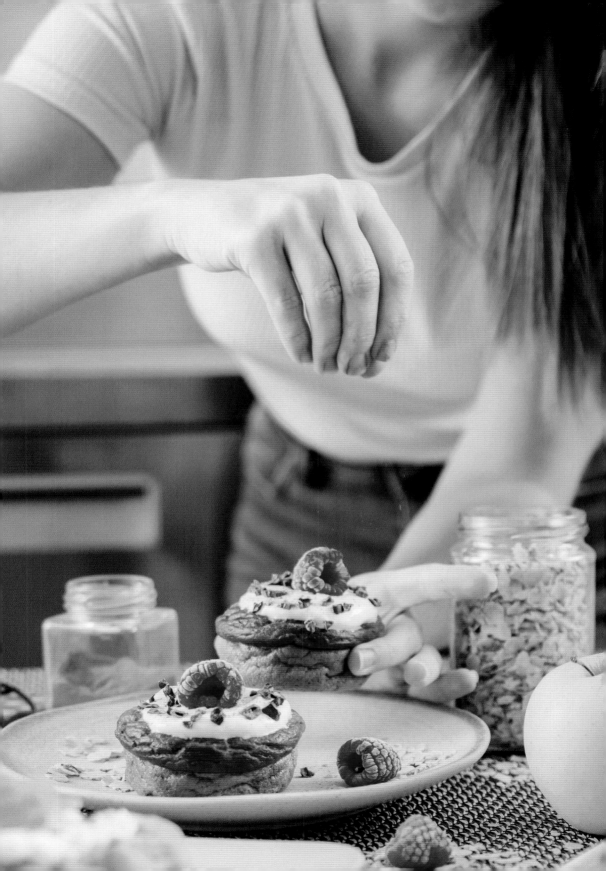

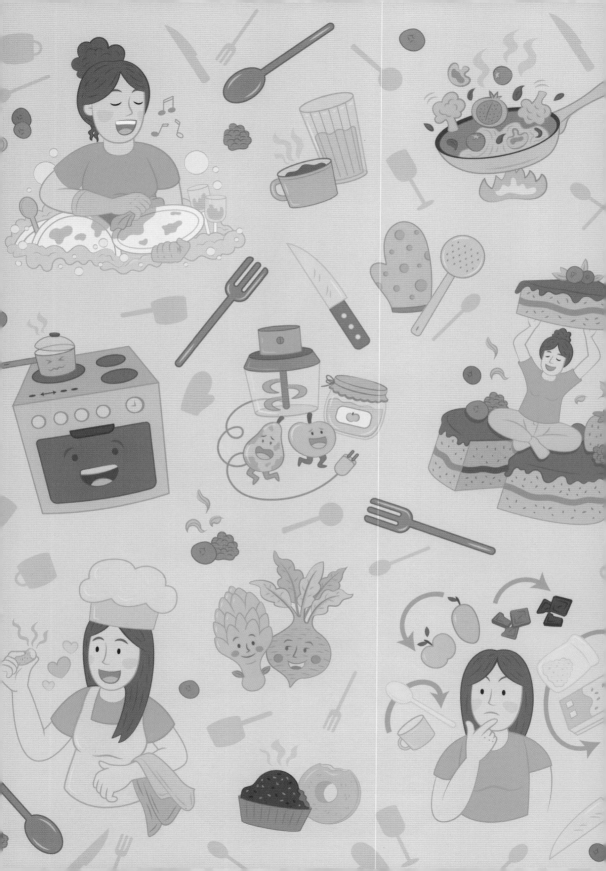

APERITIVOS Y ENTRANTES

Acompaña tus platos principales con
los patés o panecillos que encontrarás
en esta sección y sorprende a tu paladar
con ingeniosos aperitivos.

Aperitivos y entrantes	🐟	🥚	🥕	🥔	🥜	📦	🥣	🌰	🌾	🐚	🧪
Paté vegetal											
Paté de pescado	●										
Hummus de remolacha											
Bechamel						●					
Salsa de tomate											
Huevos rellenos		●									
Bastoncillos de calabaza							●				
Tortitas saladas		●									
Gofre de patata		●									
Gofre de nabo											
Croquetas vegetales											
Croquetas de salmón	●										●
Minipizza de calabaza		●					●				●
Yuca bravas											
Espiral de remolacha		●									●
Fajitas de sarraceno											
Crujientes de boniato											
Crackers											
Talo				●							
Panecillo de brócoli		●									
Pan de semillas											
Panecillo crujiente											
Pan de bollo											
Hogaza de harinas sin gluten											
Hogaza de grano entero											

🦐	🫙	🌱	🫒	🎃	🎈	🍃	📄	🌿	🥓	💧	🌿	🕐	Ubicación
				●							●	●	pág. 76
				●								●	pág. 78
			●	●					●		●		pág. 80
		●											pág. 82
			●	●					●		●		pág. 84
				●							●	●	pág. 86
				●					●		●		pág. 88
				●				●				●	pág. 90
												●	pág. 92
				●				●	●		●		pág. 94
				●				●			●		pág. 96
				●				●	●				pág. 98
			●	●	●				●				pág. 100
			●	●							●		pág. 102
				●				●					pág. 104
								●			●	●	pág. 106
								●			●		pág. 108
								●			●		pág. 110
								●			●		pág. 112
				●					●				pág. 114
											●		pág. 116
								●	●		●		pág.118
								●			●		pág. 120
								●			●		pág. 122
								●			●		pág. 124

PATÉ VEGETAL

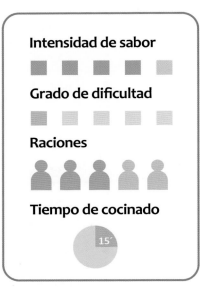

Intensidad de sabor

Grado de dificultad

Raciones

Tiempo de cocinado

15′

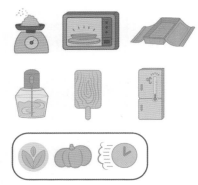

INGREDIENTES

250 g de calabaza

150 g de calabacín

100 g de puerro

Aceite de oliva virgen extra (AOVE)

Sal al gusto

ELABORACIÓN

1. Pela y corta las verduras.

2. Añade sal, dos cucharadas de aceite y otras dos de agua. Mezcla los ingredientes entre sí.

3. Cocina las verduras en el microondas con un estuche de silicona durante 6 minutos, o al vapor durante 20 minutos.

4. Escurre el agua sobrante y tritura todos los ingredientes hasta conseguir una textura cremosa.

5. Deja que se enfríe antes de consumir.

Puedes sustituir la calabaza por la misma cantidad de alcachofas cocidas para elaborar una versión alternativa.

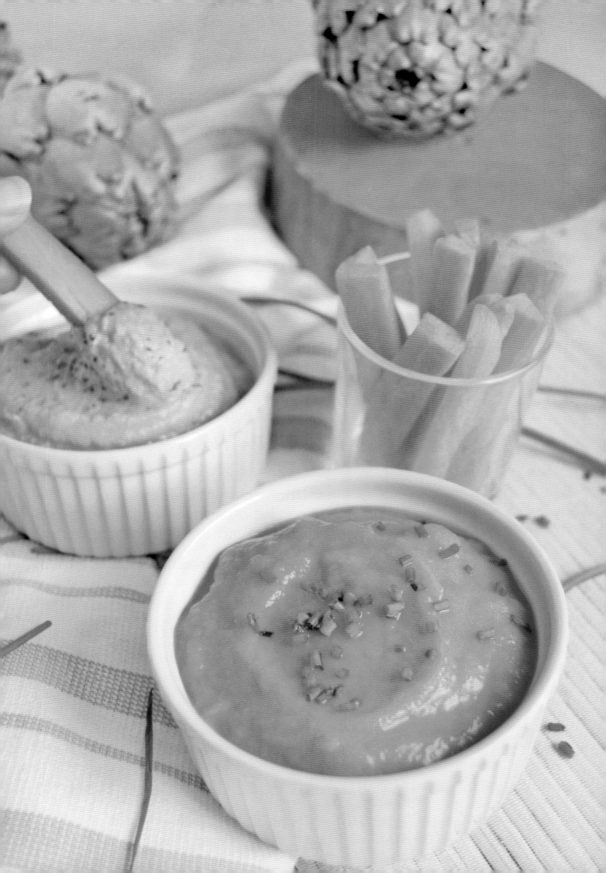

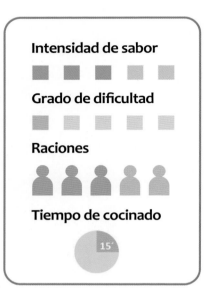

Intensidad de sabor

Grado de dificultad

Raciones

Tiempo de cocinado

15´

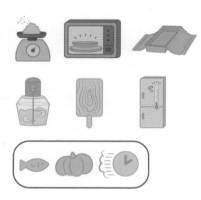

PATÉ DE PESCADO

INGREDIENTES

150 g de lomo de merluza

150 g de calabacín

5 espárragos blancos en conserva

Sal al gusto

ELABORACIÓN

1. Pela, corta y cocina el calabacín al vapor en el microondas durante 4 minutos a máxima potencia.

2. Agrega el pescado y cocina al microondas otros 2 minutos.

3. Tritura los ingredientes cocinados junto con los espárragos y una pizca de sal hasta conseguir una textura homogénea.

4. Deja que se enfríe unas horas en nevera.

Para asegurarte de que no quedan espinas, desmiga el pescado antes de triturar la mezcla y retira las que encuentres.

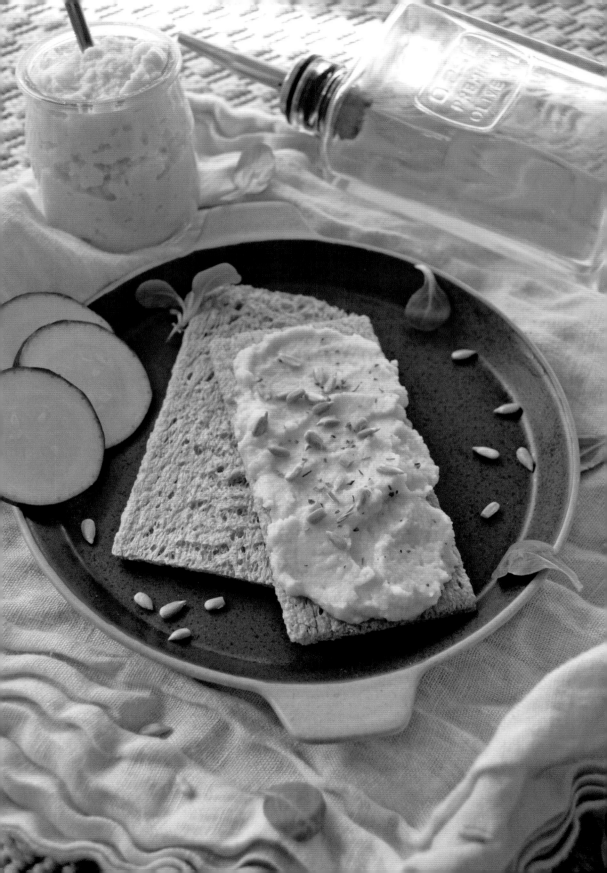

HUMMUS DE REMOLACHA

Intensidad de sabor

Grado de dificultad

Raciones

Tiempo de cocinado

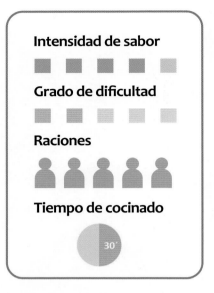

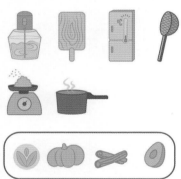

INGREDIENTES

90 g de remolacha fresca

150 g de boniato

70 g de lenteja roja en grano

½ diente de ajo

½ cucharadita de cúrcuma

El jugo de ½ limón

1 cucharadita de sal

ELABORACIÓN

1. Pela y corta la remolacha y el boniato; cuécelos en un cazo con agua junto al resto de ingredientes durante 20 minutos a fuego bajo con tapa. Deja que se temple y retira el agua a un recipiente aparte.

2. Tritura todos los ingredientes con 150 ml del agua de cocción hasta conseguir una pasta densa. Puedes añadir más o menos agua, dependiendo del tipo de textura que prefieras.

3. Refrigera unas horas antes de consumir.

Puedes conservarlo en nevera hasta cuatro días siempre que se almacene en un recipiente hermético de cristal.

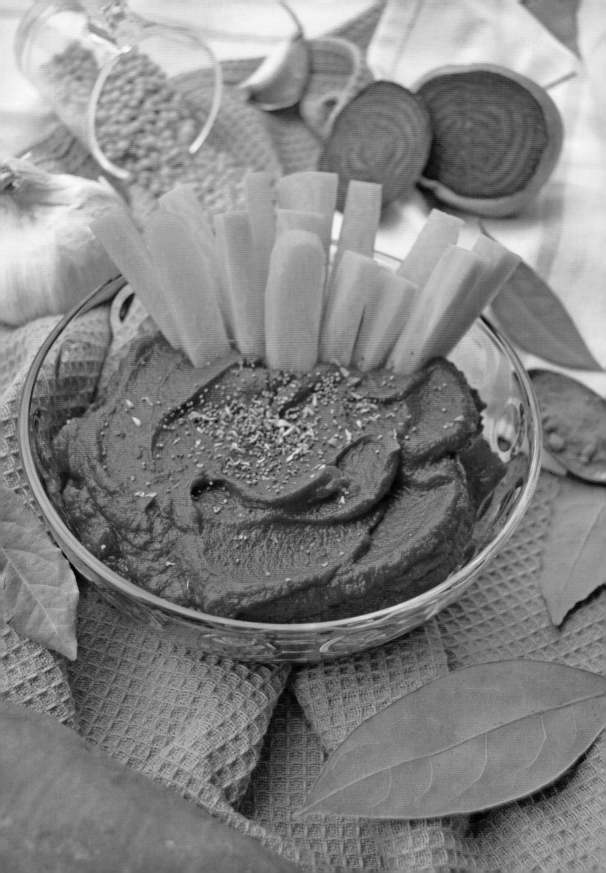

BECHAMEL

Intensidad del sabor

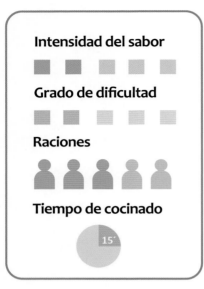

Grado de dificultad

Raciones

Tiempo de cocinado

15'

INGREDIENTES

325 ml de leche o bebida vegetal

70 g de harina de trigo sarraceno

50 g de ghee de cabra o mantequilla

Sal al gusto

ELABORACIÓN

1. Calienta el ghee en un cazo a fuego medio hasta que esté líquido.

2. A continuación agrega la harina y la sal. Mezcla bien con ayuda de las varillas.

3. Ve incorporando pequeñas cantidades de leche a la mezcla, sin dejar de remover para que no aparezcan grumos.

4. Remueve hasta que adquiera la textura que deseas. Ojo, que siempre queda más densa al reposar.

5. Deja enfriar en nevera media hora antes de incorporarla a tus elaboraciones.

Puedes adaptar la textura de esta crema a las diferentes recetas que se muestran en el libro (lasañas, croquetas o quiche), agregando más o menos leche en función del espesor que quieras.

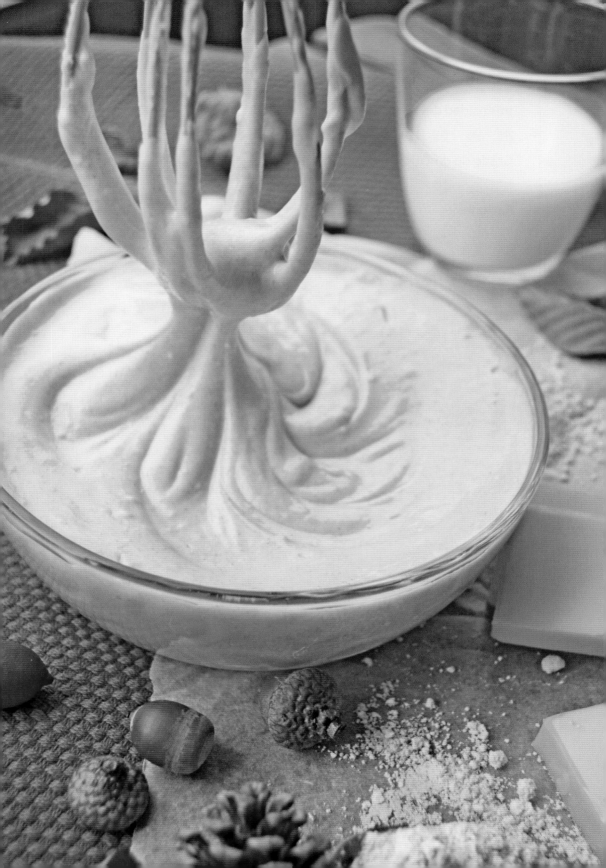

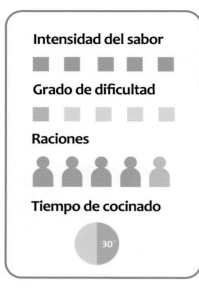

Intensidad del sabor

Grado de dificultad

Raciones

Tiempo de cocinado

30'

SALSA DE TOMATE

INGREDIENTES

200 g de calabacín

400 g de boniato

250 g de tomates Cherry

Aceite de oliva virgen extra

Orégano al gusto

1 cucharadita de sal

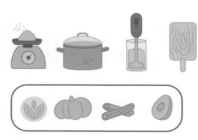

ELABORACIÓN

1. Pela y cocina todos los ingredientes de la salsa a fuego medio con tapa 30 minutos junto con 3 cucharadas de aceite y 1 vaso y medio de agua.

2. Tritura la salsa hasta que consigas una textura sin grumos.

En caso de no disponer de boniato, puedes utilizar zanahoria o calabaza. Ambas le aportarán el sabor dulzón característico.

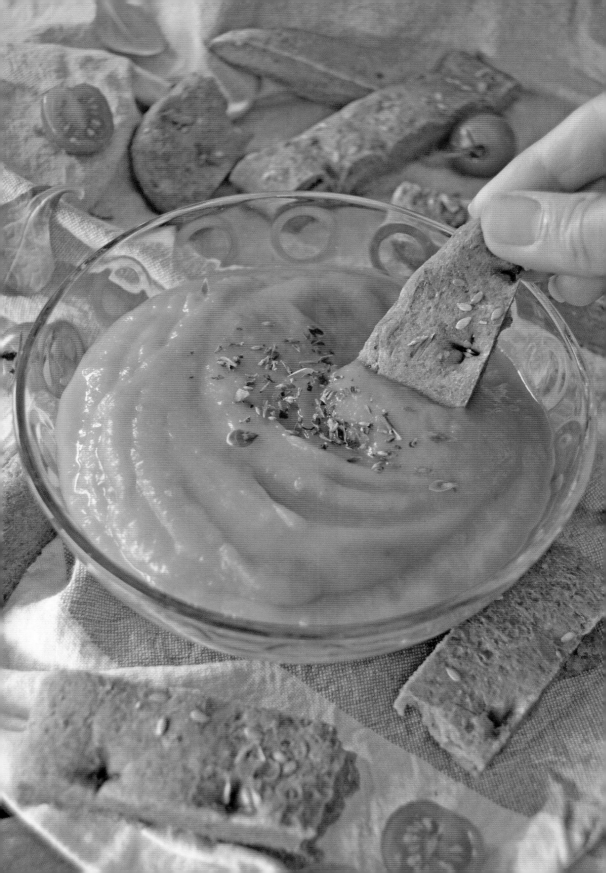

HUEVOS RELLENOS

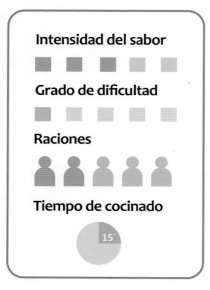

Intensidad del sabor

Grado de dificultad

Raciones

Tiempo de cocinado

15'

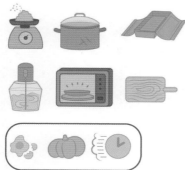

INGREDIENTES

4 huevos

200 g de zanahoria

100 g de calabacín

100 g de puerro

1 cucharada de AOVE

Sal al gusto

ELABORACIÓN

1. Cuece los huevos en un cazo con agua 10 minutos. TRUCO: añade un chorrito de vinagre para que sea más sencillo retirar la cáscara.

2. Pela los huevos y corta a la mitad. Retira las yemas y resérvalas.

3. Pela y corta las verduras. Añade sal al gusto y aceite y cocínalas en el estuche de silicona al microondas durante 6 minutos.

4. Deja enfriar las verduras, escurre el agua y tritura junto con la yema hasta conseguir una mezcla homogénea.

5. Rellena las claras cocidas con el paté.

Puedes utilizar cualquiera de los patés mencionados en estas páginas para rellenar los huevos. Todos ellos tienen la consistencia adecuada.

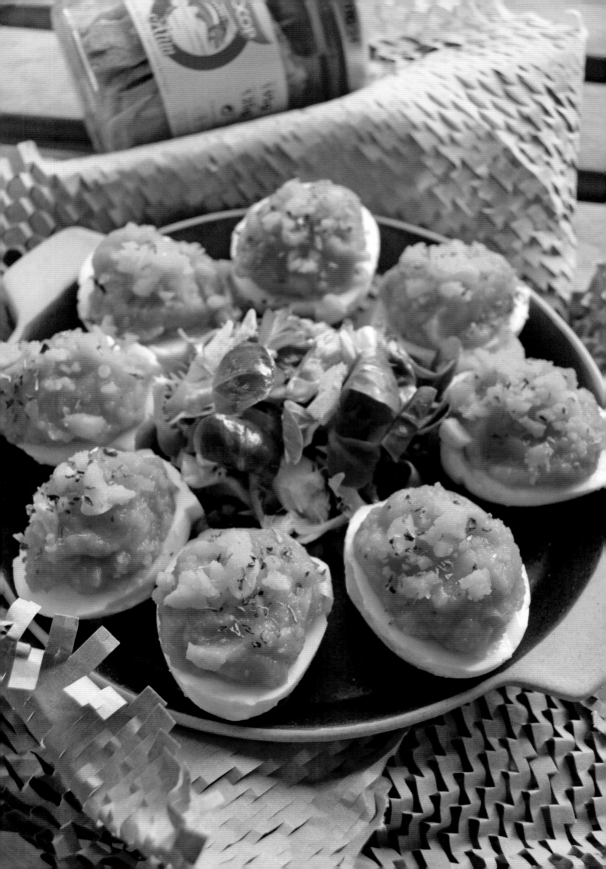

BASTONCILLOS DE CALABAZA

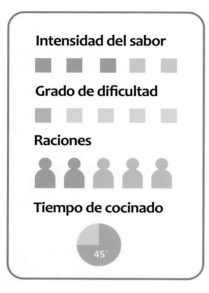

Intensidad del sabor

Grado de dificultad

Raciones

Tiempo de cocinado

45'

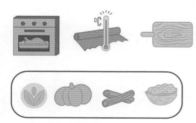

INGREDIENTES

1/2 calabaza cacahuete

2 cucharadas de AOVE

2 cucharadas de harina de almendra

Orégano al gusto

Sal al gusto

ELABORACIÓN

1. Pela y corta la calabaza con forma de gajos.

2. Añade el aceite, la harina, la sal y el orégano y mezcla bien para que se impregnen todos los gajos.

3. Coloca papel de horno sobre la bandeja y reparte la calabaza. Después, hornea 40 minutos a 180 °C con ventilador.

Si dispones de aerofreidora, puedes acortar los tiempos de horneado a 10 minutos con una temperatura de 180 °C.

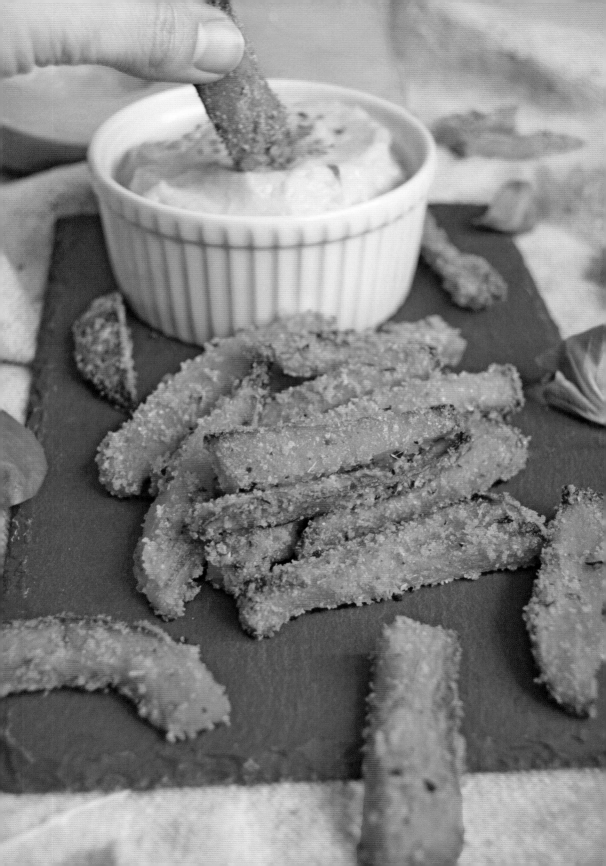

TORTITAS SALADAS

Intensidad del sabor

■ ■ ■ ■ ■

Grado de dificultad

■ ■ ■ ■ ■

Raciones

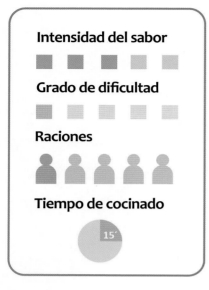

Tiempo de cocinado

15'

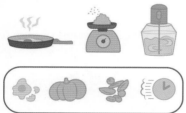

INGREDIENTES

50 g de canónigos o espinacas

1 huevo

1 cucharada de harina de trigo sarraceno

Un puñado de germinados

1 pizca de sal

ELABORACIÓN

1. Tritura los ingredientes hasta eliminar por completo los grumos.

2. Agrega la mezcla a la sartén, previamente pintada con aceite, formando circunferencias y cocina vuelta y vuelta.

3. Adorna con germinados a tu gusto.

TRUCO: espera a que aparezcan las primeras burbujas en la superficie de la masa para darle la vuelta a la tortita.

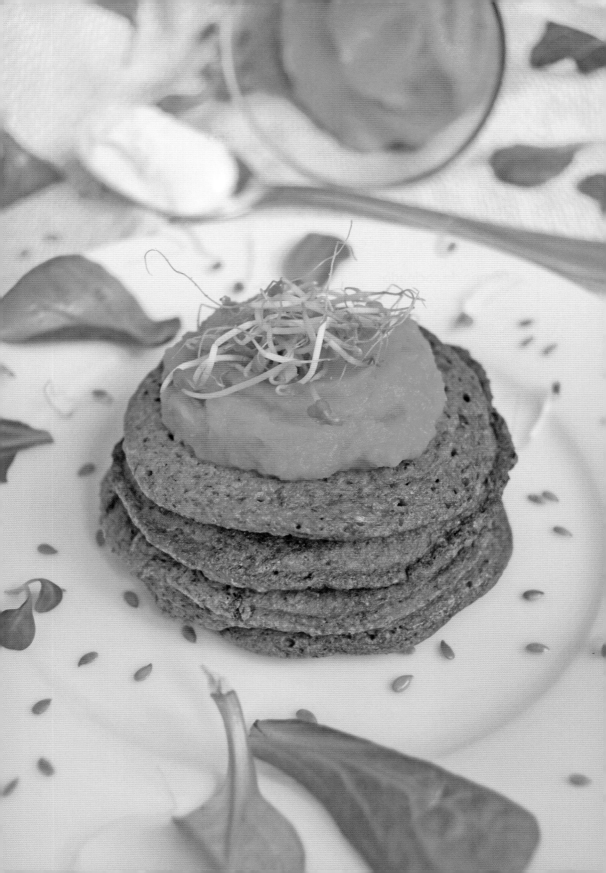

GOFRE DE PATATA

Intensidad del sabor

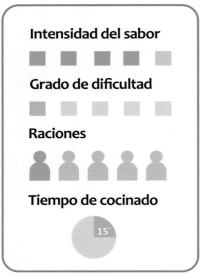

Grado de dificultad

Raciones

Tiempo de cocinado

15'

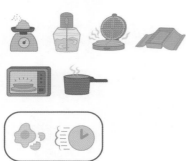

INGREDIENTES

100 g de patata

1 huevo

1 cucharada de AOVE

Sal al gusto

ELABORACIÓN

1. Pela y cocina la patata 4 minutos al vapor en microondas, o 20 minutos en un cazo con agua.

2. Después, tritura junto con el huevo, el aceite y sal al gusto hasta conseguir una crema.

3. Pinta la gofrera con aceite e incorpora la masa en el centro.

4. Cocina la masa durante 3 minutos y retira para que se temple.

Si no dispones de gofrera, puedes hacer la receta en formato tortitas a la sartén o como base de pizza si la horneas durante 20 minutos a 180 ° C.

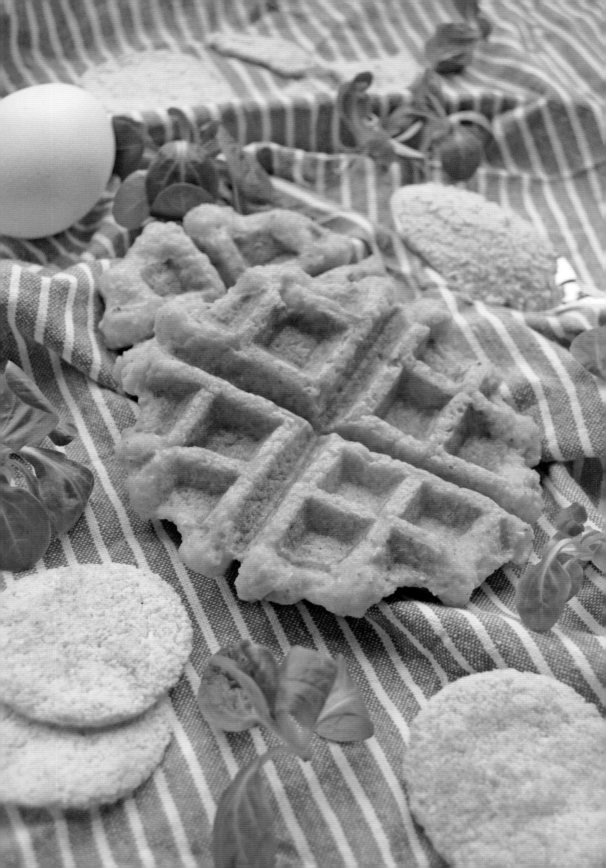

GOFRE DE NABO

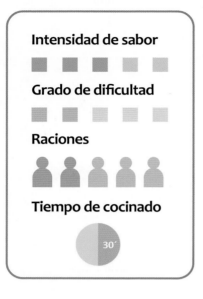

Intensidad de sabor

Grado de dificultad

Raciones

Tiempo de cocinado

30'

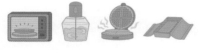

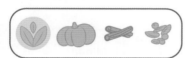

INGREDIENTES

1 nabo

5 cucharadas de harina de tapioca

4 cucharadas de harina de teff

1 cucharada de AOVE

1 huevo de lino

100 ml de agua

Cúrcuma al gusto

Sal al gusto

ELABORACIÓN:

1. Mezcla una cucharada de harina de lino con 2 cucharadas de agua y deja reposar 15 minutos para formar el huevo de lino.

2. Cocina el nabo durante 3 minutos en la vaporera al microondas y después tritúralo hasta conseguir una crema.

3. Mezcla con el resto de los ingredientes hasta conseguir una masa manejable.

4. Forma bolitas con la mezcla y cocina en la gofrera, previamente pintada con aceite, 3 minutos.

Si no dispones de gofrera, puedes hacer la receta en formato panecillos a la sartén. Y si no vas a consumirlos al momento, puedes congelar la masa.

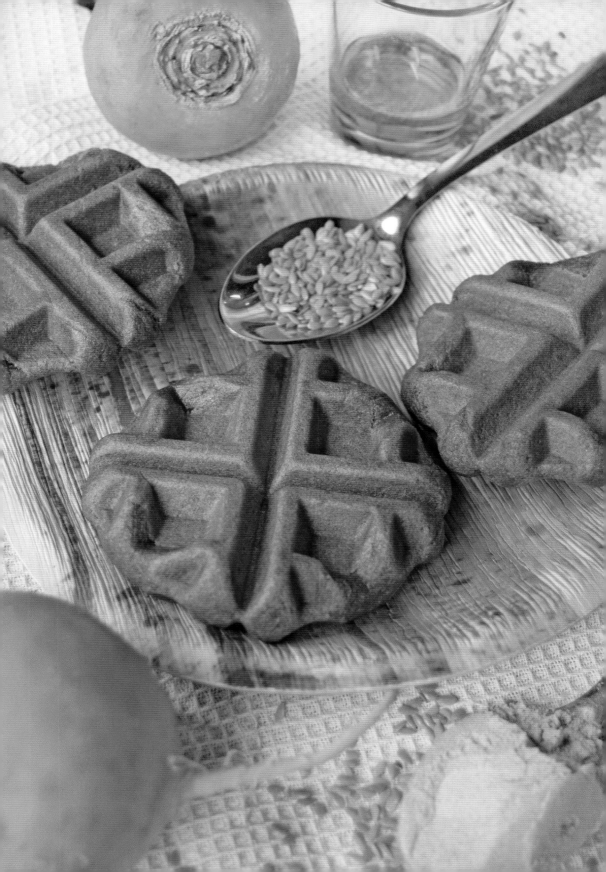

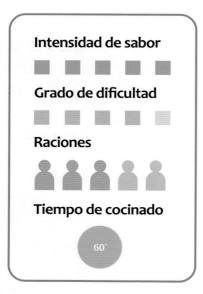

Intensidad de sabor

Grado de dificultad

Raciones

Tiempo de cocinado

60′

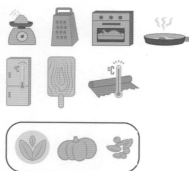

CROQUETAS VEGETALES

INGREDIENTES

200 g de calabaza

150 g de calabacín

100 g de cebolla

100 g de zanahoria

3 cucharadas de harina de sarraceno

Aceite de oliva virgen extra (AOVE)

Sal al gusto

ELABORACIÓN

1. Pela, lava y ralla (o tritura) las verduras.

2. Cocínalas a fuego medio en la sartén con un chorrito de aceite y sal al gusto durante 30 minutos. Agrega agua de vez en cuando para que no se peguen.

3. Retira del fuego y escurre el agua sobrante con un colador. Deja enfriar 2 horas en la nevera para que se compacte la masa.

4. Dale forma a las croquetas, rebózalas con harina y después hornea 20 minutos a 180 °C.

El rebozado puede hacerse con harina de almendra, yuca o garbanzo; y las verduras del relleno pueden variar siempre que mantengas cantidades.

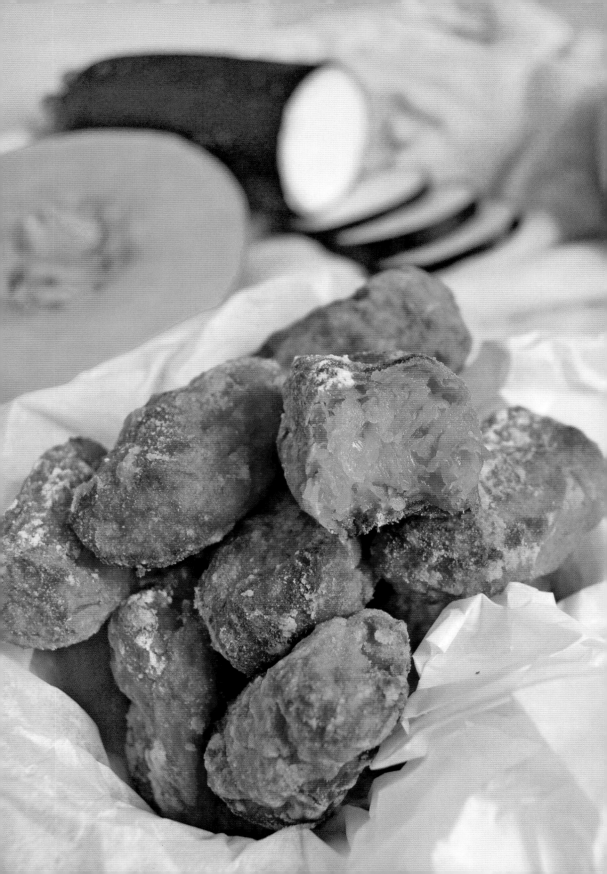

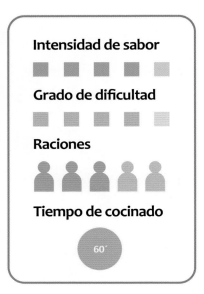

Intensidad de sabor

Grado de dificultad

Raciones

Tiempo de cocinado

60′

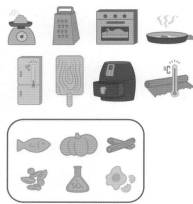

CROQUETAS DE SALMÓN

INGREDIENTES

150 g de zanahoria

200 g de calabacín

200 g de puerro

100 g de salmón en conserva

Orégano al gusto

Huevo (o huevo de lino)

Harina de yuca

Bechamel (receta en la página 82)

Sal al gusto

ELABORACIÓN

1. Pela y tritura en crudo las verduras. Después, cocina a fuego medio con aceite, orégano y sal durante 30 minutos con tapa.

2. Mezcla la bechamel con el relleno y refrigera en la nevera 4 horas.

3. Forma las croquetas con ayuda de una cuchara, píntalas con huevo y rebózalas con harina.

4. Cocina 10 minutos en aerofreidora o 30 minutos en el horno a 180 °C.

La freidora de aire garantiza un resultado óptimo en este tipo de recetas, puesto que el aire caliente cocina el alimento por todo el perímetro.

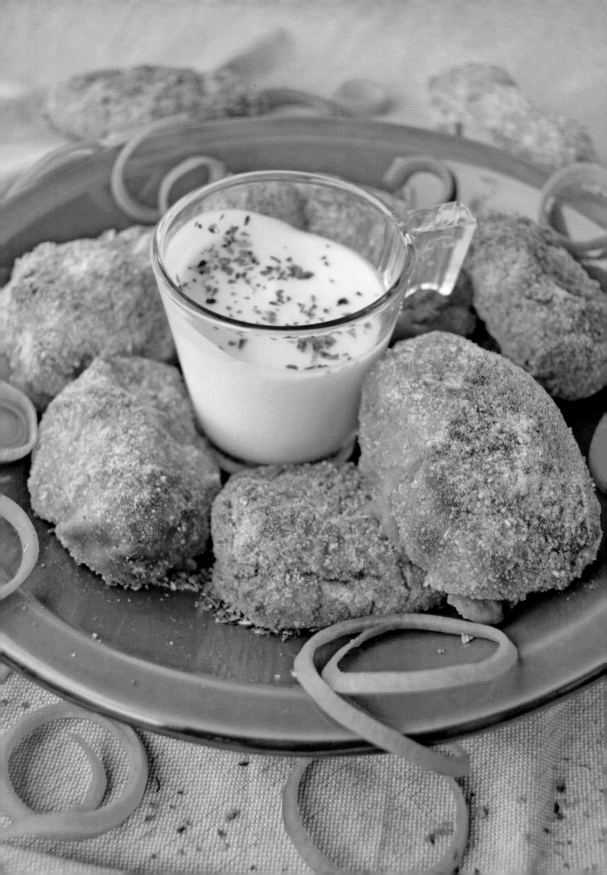

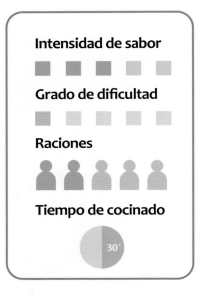

Intensidad de sabor

Grado de dificultad

Raciones

Tiempo de cocinado

30′

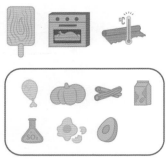

MINIPIZZA DE CALABAZA

INGREDIENTES

Calabaza cacahuete

Salsa de tomate

Rúcula

Huevo de codorniz

Jamón

Queso rallado

Orégano al gusto

Aceite de oliva virgen extra

Sal al gusto

ELABORACIÓN

1. Corta la calabaza en rodajas de 1 cm de grosor aproximadamente. Pélalas, pinta la superficie con aceite, agrega sal y orégano al gusto y hornea 20 minutos a 180 °C.

2. Retira del horno, agrega los *toppings* y hornea otros 10 minutos.

Utiliza la parte de la calabaza que no tenga semillas para que la base no presente agujeros en la zona central.

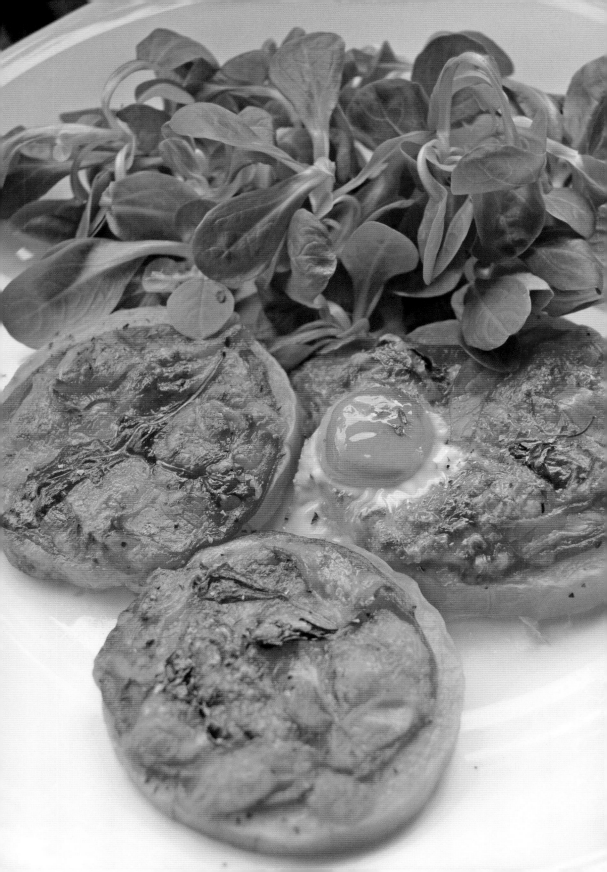

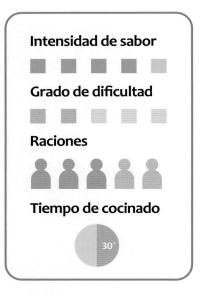

Intensidad de sabor

Grado de dificultad

Raciones

Tiempo de cocinado

30'

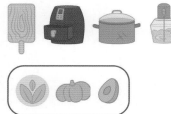

YUCA BRAVAS

INGREDIENTES

300 g de yuca

300 g de boniato

250 g de tomates Cherry

250 g de mango

Aceite de oliva virgen extra

Sal al gusto

ELABORACIÓN

1. Pela y corta la yuca en dados, retirando la hebra central. Después, lava con abundante agua el tubérculo y cocina al vapor durante 30 minutos.

2. Añádele 1 chorrito de aceite, orégano y sal al gusto y cocina 5 minutos en la aerofreidora o 15 minutos en el horno.

3. Pela y corta el boniato y el mango; trocea los tomates Cherry. Después, cocínalos en un cazo con un chorrito de aceite y sal 10 minutos.

4. Agrega 1 vaso de agua y cocina otros 20 minutos. Después, tritura la salsa y monta el plato.

La yuca tiene un sabor muy neutro, que se complementa perfectamente con la intensidad de esta salsa. Añade la salsa en el momento en que se vaya a consumir el plato para que no cambie la textura del tubérculo.

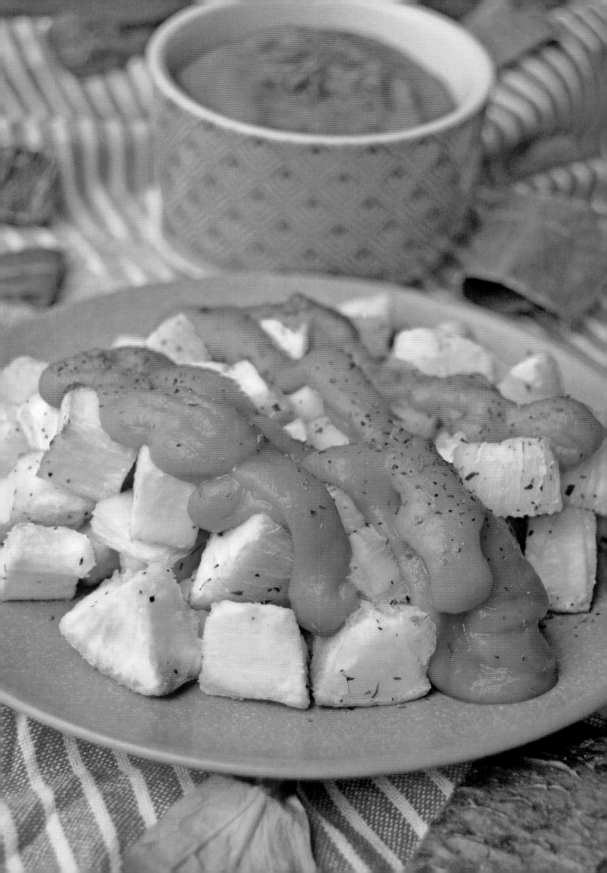

ESPIRAL DE REMOLACHA

Intensidad de sabor

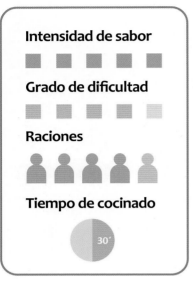

Grado de dificultad

Raciones

Tiempo de cocinado

30'

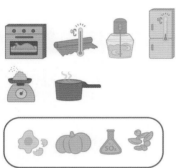

INGREDIENTES

150 g de remolacha fresca

1 huevo

1 cucharada de harina de trigo sarraceno

70 g de cremoso de coco o queso untable

ELABORACIÓN

1. Pela y cocina a vapor la remolacha 10 minutos. Después, tritura junto con el huevo, la sal y la harina hasta conseguir una crema.

2. Reparte la mezcla en la bandeja de horno, formando un rectángulo sobre el papel de horneado, y decora con semillas.

3. Hornea 45 minutos a 180 °C con ventilador y deja que se temple.

4. Mezcla el cremoso de coco con dos cucharadas de agua para aligerar el relleno y extiéndelo sobre la base.

5. Enrolla en espiral y deja enfriar 2 horas en la nevera antes de cortar las rebanadas.

La remolacha que se vende cocida pierde betanina (antioxidante que aporta el color rojo) en el proceso de conservación y no se conseguiría la misma intensidad de color que se muestra en la receta.

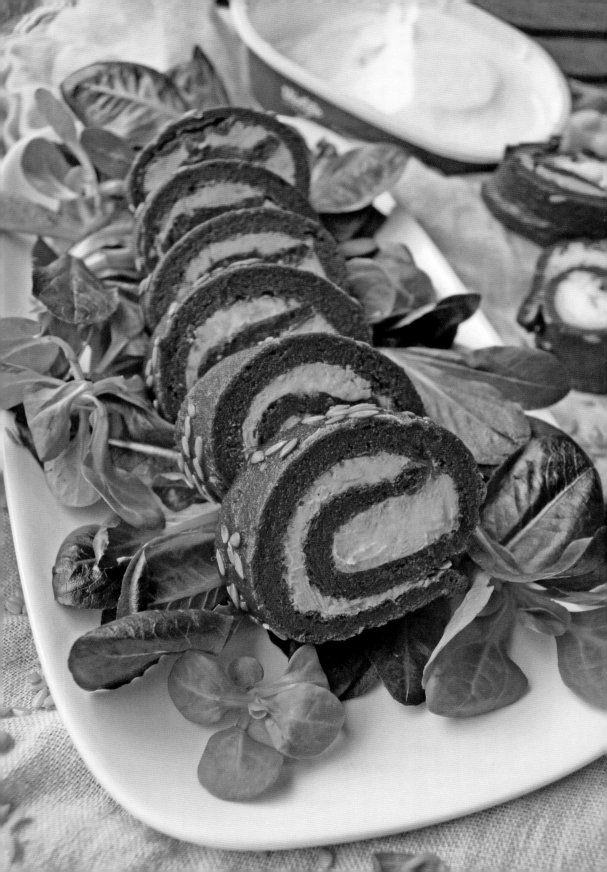

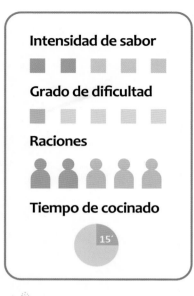

Intensidad de sabor

Grado de dificultad

Raciones

Tiempo de cocinado

15´

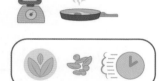

FAJITA DE SARRACENO

INGREDIENTES

50 g de harina de trigo sarraceno

15 g de aceite de oliva virgen extra

100 ml de agua

Sal al gusto

ELABORACIÓN

1. Mezcla bien todos los ingredientes hasta conseguir una crema.

2. Añade un chorrito de aceite a la sartén y reparte una capa fina de la mezcla hasta cubrir toda la sartén.

3. Cocina hasta que aparezcan las primeras burbujas y dale después la vuelta para sellar por el otro lado.

Aguantan en perfecto estado hasta 3 días si las conservas herméticamente en la nevera, y la consistencia te permite utilizar cualquier *topping*.

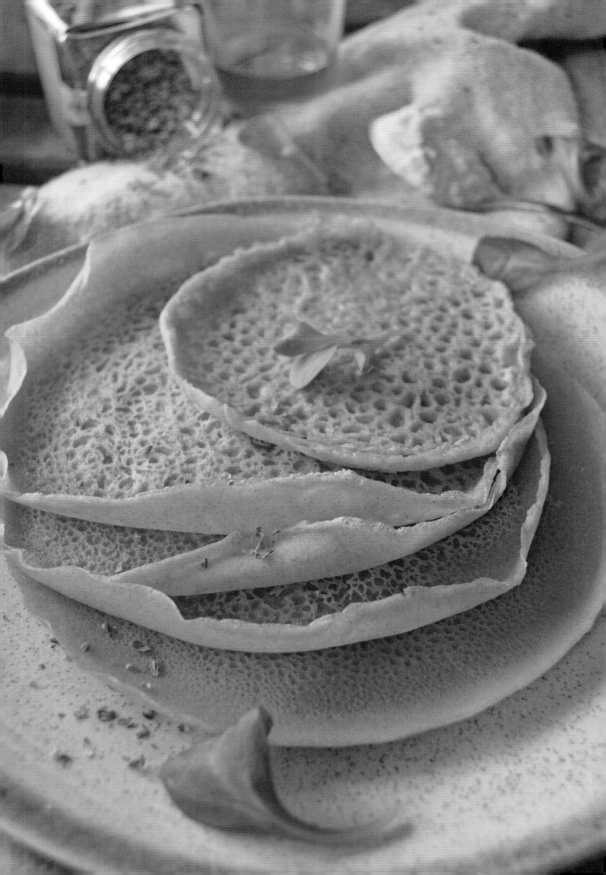

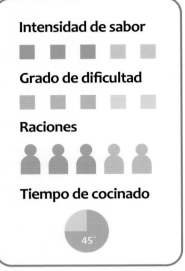

Intensidad de sabor

■ ■ ■ ■ ■

Grado de dificultad

■ ■ ■ ■ ■

Raciones

Tiempo de cocinado

45'

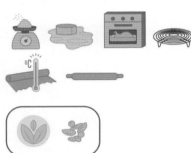

CRUJIENTES DE BONIATO

INGREDIENTES

50 g de harina de boniato

50 g de harina de arroz integral

1 cucharada de harina de lino

75 ml de bebida vegetal de chufa

Orégano al gusto

1 cucharada de AOVE

Sal al gusto

ELABORACIÓN

1. Hidrata el lino en 3 cucharadas de agua y deja reposar 15 minutos.

2. Pasado el tiempo, mezcla con el resto de ingredientes hasta conseguir una textura manejable.

3. Coloca la masa entre dos láminas de papel de horno y, con ayuda de un rodillo, amasa hasta conseguir una plancha de poco más de 1 mm de grosor.

4. Corta la masa con ayuda de un molde o con el cuchillo y hornea 25 minutos a 180°. Deja que se enfríen sobre una rejilla.

Una vez frías, puedes almacenarlas en un tarro hermético y te aguantarán en perfectas condiciones hasta una semana.

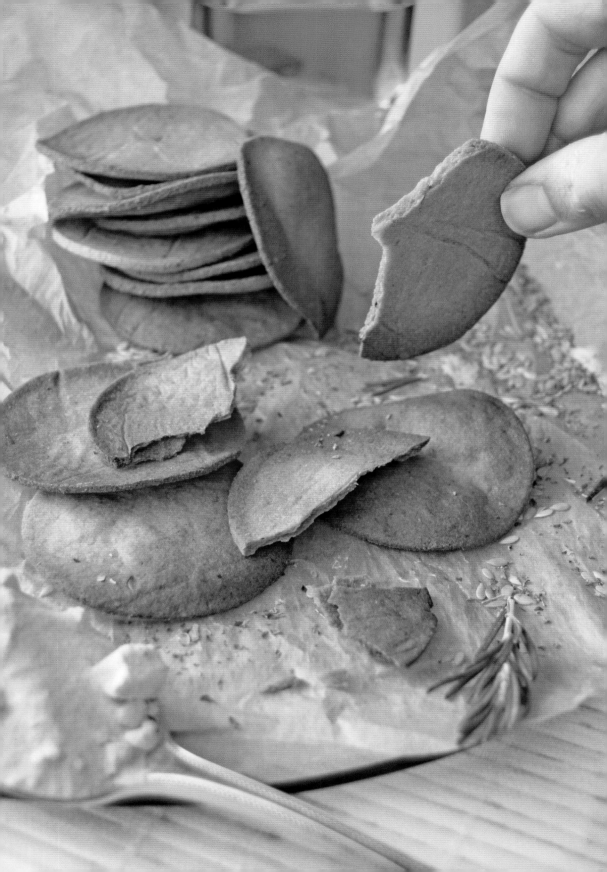

CRACKERS

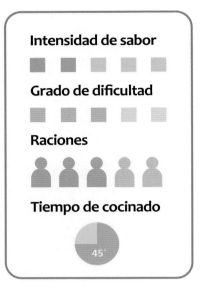

Intensidad de sabor

Grado de dificultad

Raciones

Tiempo de cocinado

45′

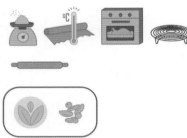

INGREDIENTES

50 g de mijo en grano

50 g de quinoa en grano

5 g de semillas de lino dorado

1 cucharada de psyllium

1 pizca de sal

ELABORACIÓN

1. Lava los granos y las semillas para eliminar sustancias nocivas y después deja en remojo 6 horas.

2. Escurre los granos y semillas. Tritúralos junto con el resto de ingredientes hasta conseguir una masa uniforme y manejable.

3. Pinta con aceite dos hojas de papel vegetal y coloca la masa centrada entre ambos.

4. Amasa con ayuda de un rodillo hasta que la lámina sea de 1 mm de grosor y dibuja la forma triangular de los *crackers*.

5. Hornea 30 minutos a 180 °C con ventilador, trocea la lámina siguiendo el dibujo y deja que se templen sobre una rejilla.

Es preferible que se consuman en el día, aunque la textura crujiente se conserva hasta el día posterior al horneado.

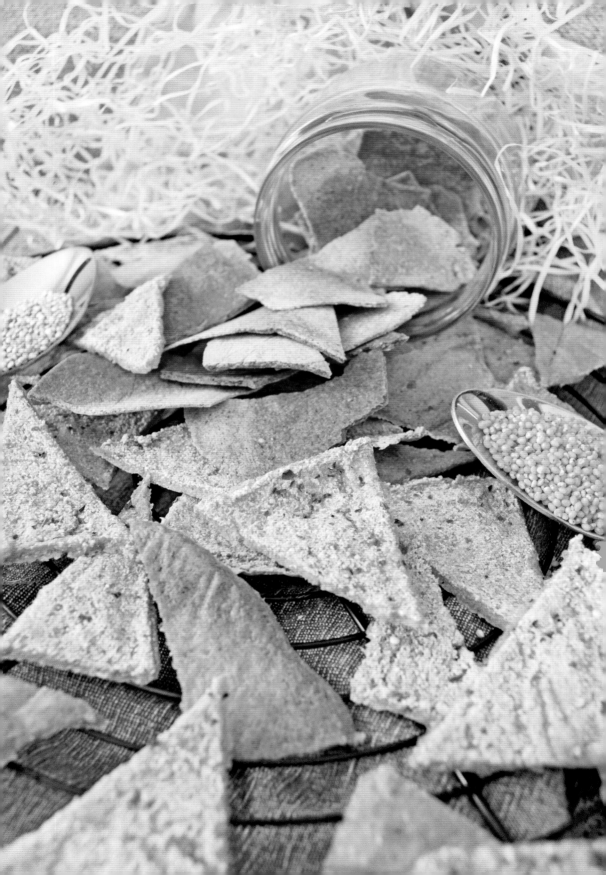

TALO

Intensidad de sabor

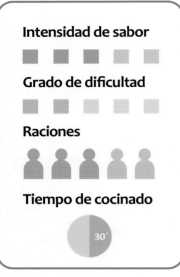

Grado de dificultad

Raciones

Tiempo de cocinado

30'

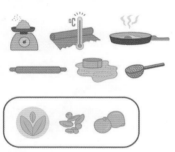

INGREDIENTES

50 g de harina de altramuz o garbanzo

50 g de harina de teff

15 g de aceite de oliva virgen extra (AOVE)

50 ml de agua

1 pizca de sal

ELABORACIÓN

1. Tamiza las harinas y mezcla junto al resto de ingredientes hasta conseguir una masa uniforme que no se pegue al manipularla. Manipula con las manos para conseguir el mejor acabado.

2. Amasa la mezcla entre dos láminas de papel de horno hasta conseguir una base de 1 o 2 mm de grosor.

3. Recorta las esferas con ayuda de un molde o utilizando de referencia la base de un plato o tazón para conseguir una forma de arepas.

4. Pinta la sartén con un chorrito de aceite y cocina las bases vuelta y vuelta.

TRUCO: durante el cocinado, espera a que se formen las primeras bolsas de aire antes de dar la vuelta.

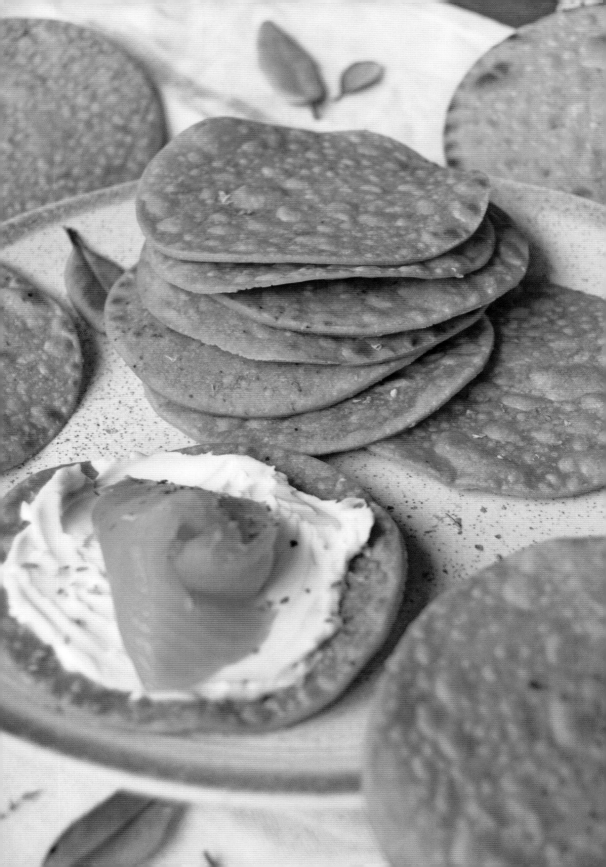

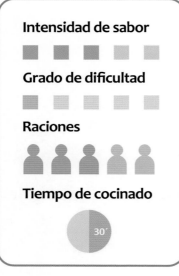

Intensidad de sabor

Grado de dificultad

Raciones

Tiempo de cocinado

30'

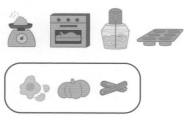

PANECILLO DE BRÓCOLI

INGREDIENTES

250 g de brócoli

1 huevo

½ cebolla

Orégano al gusto

Ajo en polvo al gusto

½ cucharadita de sal

ELABORACIÓN

1. Lava y trocea el brócoli en arbolitos, pela la cebolla y tritura ambos hasta conseguir una textura uniforme.

2. Agrega el huevo, la sal y las especias al gusto y tritura nuevamente.

3. Rellena el molde con la mezcla y hornea a 180 °C durante 20 minutos.

Puedes versionar esta receta utilizando coliflor, berza, col o nabo en lugar de brócoli. También puedes utilizar la masa como base de pizza.

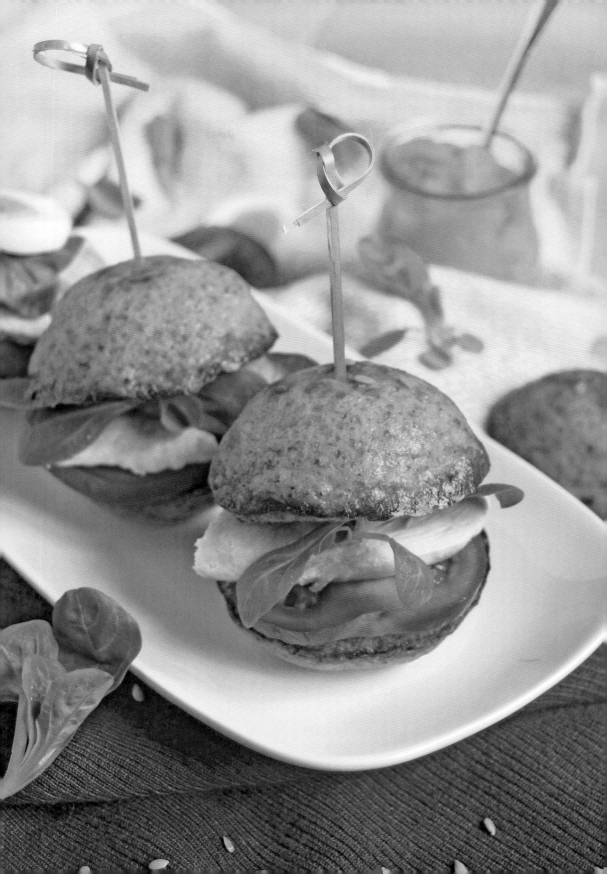

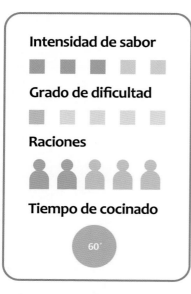

Intensidad de sabor

Grado de dificultad

Raciones

Tiempo de cocinado

60'

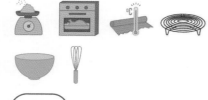

PAN DE SEMILLAS

INGREDIENTES

50 g de semillas de lino

150 g de pipas de girasol

50 g de psyllium

225 ml de agua

½ cucharadita de sal

ELABORACIÓN

1. Muele las semillas hasta conseguir una textura de harina.

2. Mezcla todos los ingredientes secos.

3. Agrega el agua y amasa hasta conseguir una textura uniforme.

4. Dale forma de bollo a tu hogaza, traza 2 cortes transversales poco profundos y decora la superficie con semillas.

5. Hornea 45 minutos a 180 °C. Después, deja que se enfríe 4 horas sobre una rejilla antes de rebanar.

Esta receta no requiere tiempos de fermentación. Lo que hace que la masa crezca en el horno es la raíz de psyllium, que, junto a las semillas de lino, aporta elasticidad y consistencia a la mezcla.

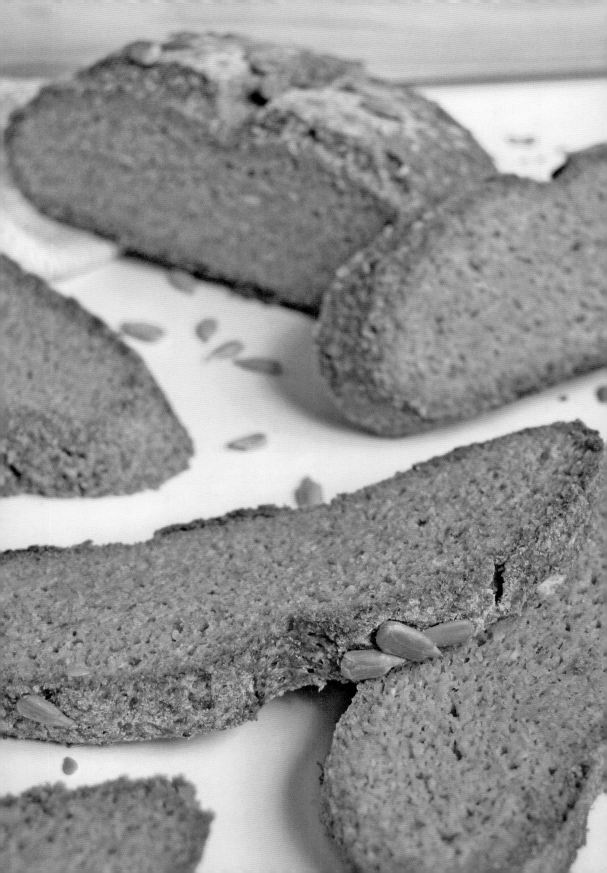

PANECILLO CRUJIENTE

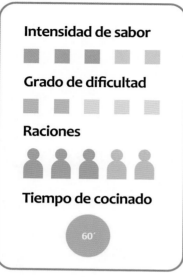

Intensidad de sabor

Grado de dificultad

Raciones

Tiempo de cocinado

60'

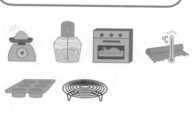

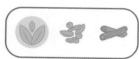

INGREDIENTES

50 g de trigo sarraceno en grano

50 g de quinoa en grano

1 cucharada de semillas de lino

1 cucharada de psyllium

30 g de almidón de tapioca

150 ml de agua

1 cucharada de AOVE

Sal al gusto

ELABORACIÓN

1. Lava los granos de cereales y semillas y deja a remojo 12 horas.

2. Escurre los granos y tritura junto con el resto de ingredientes hasta conseguir una mezcla uniforme. Después, rellena los moldes y deja que fermente tapado con un paño de algodón o en el interior del horno apagado durante 24 horas.

3. Hornea a 180 °C durante 1 hora con calor arriba y abajo y ventilador.

Una vez terminado el horneado, retira los panecillos del molde y deja reposar sobre una rejilla durante 2 horas antes de rebanar.

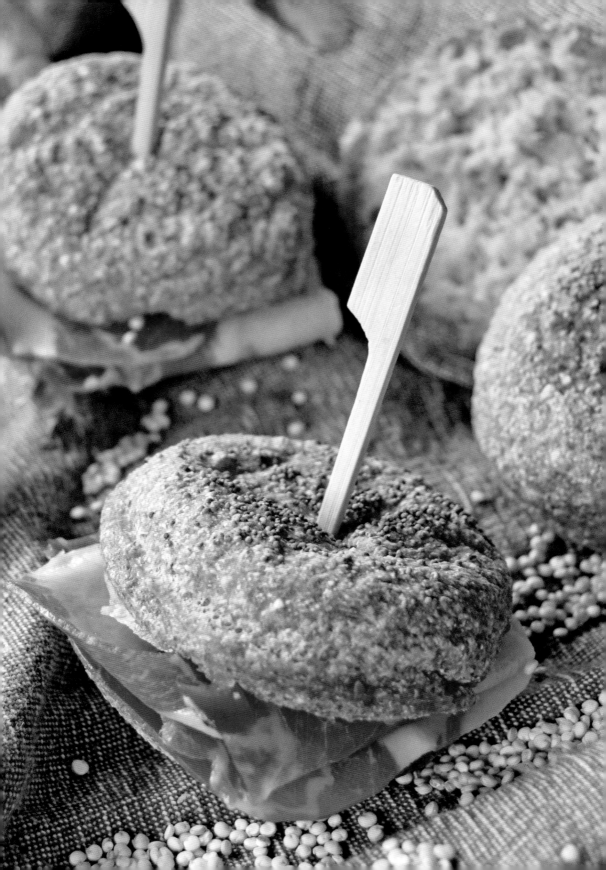

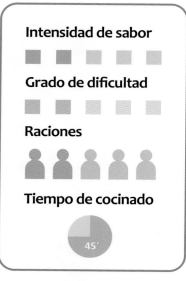

Intensidad de sabor

Grado de dificultad

Raciones

Tiempo de cocinado

45′

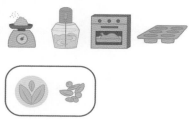

PAN DE BOLLO

INGREDIENTES

1 huevo de lino

30 g de harina de teff

100 ml de agua

2 cucharadas de AOVE

Sal al gusto

ELABORACIÓN

1. Prepara el huevo de lino, mezclando 1 cucharada de harina de lino molido con 3 cucharadas de agua y deja reposar 15 min.

2. Mezcla con el resto de ingredientes con movimientos envolventes y rellena el molde.

3. Hornea a 180 °C durante 30 minutos.

En caso de realizar la receta en aerofreidora, será suficiente con hornear los panecillos 10 minutos a 180°.

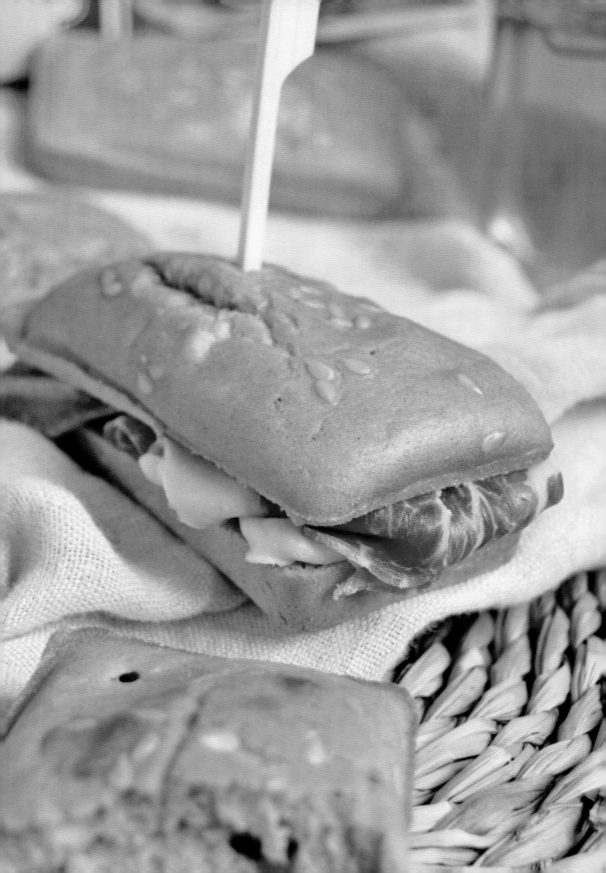

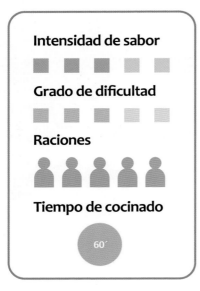

Intensidad de sabor

Grado de dificultad

Raciones

Tiempo de cocinado

60'

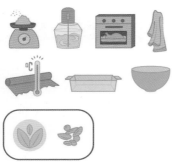

HOGAZA DE HARINAS SIN GLUTEN

INGREDIENTES

230 g de harina de trigo sarraceno

175 g de harina de quinoa

10 g de psyllium

600 ml de agua

1 cucharadita de sal

ELABORACIÓN

1. Mezcla en un bol los ingredientes secos y, a continuación, agrega el agua y amasa hasta conseguir una textura uniforme.

2. Deja reposar la mezcla 24 horas a temperatura ambiente, cubierta con un paño de algodón. Sabrás que ha fermentado cuando aumente considerablemente su tamaño.

3. Rellena el molde con la mezcla, decora con semillas y hornea 80 minutos a 180 °C con calor arriba y abajo y ventilador.

Recuerda cubrir el molde con papel vegetal para que la masa no se pegue y dejar reposar la hogaza durante 3 horas antes de rebanar.

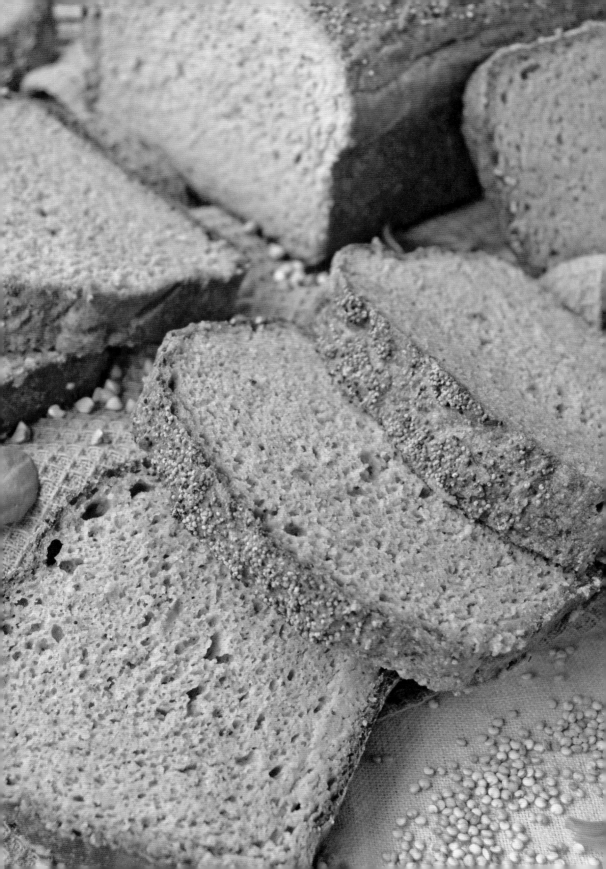

HOGAZA DE GRANO ENTERO

Intensidad de sabor

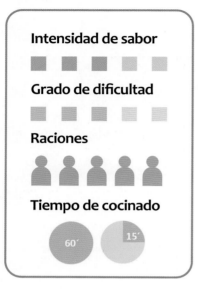

Grado de dificultad

Raciones

Tiempo de cocinado

60'   15'

INGREDIENTES

500 g de trigo sarraceno en grano

500 g de quinoa en grano

100 ml de agua

1 cucharada de psyllium

1 cucharadita de sal

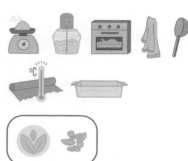

ELABORACIÓN

1. Lava el sarraceno y la quinoa para eliminar las toxinas y deja los granos a remojo durante 24 horas. Que la cantidad de agua duplique la del grano.

2. Pasado el tiempo, lava el grano, escurre y tritura junto con la sal, el psyllium y los 100 ml de agua.

3. Vierte la masa en un molde rectangular cubierto con papel de horno y cúbrelo con un paño. Deja que fermente durante 24 horas a temperatura ambiente.

4. Precalienta el horno a 180 °C con calor arriba y abajo, haz unos cortes transversales en la superficie del pan y hornea 75 minutos.

Si hay mucho calor ambiental, puede que la masa fermente antes de tiempo y es posible que puedas hornear pasadas 12 horas

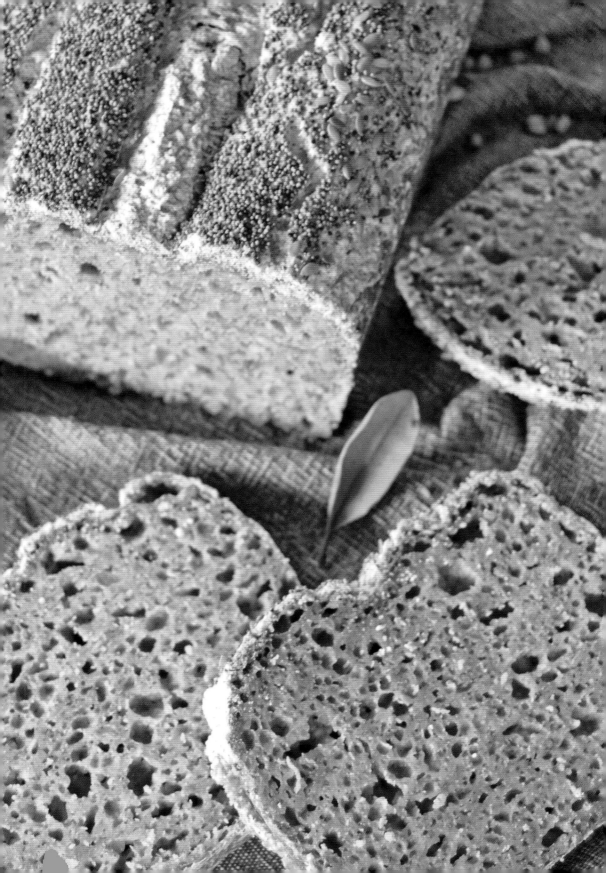

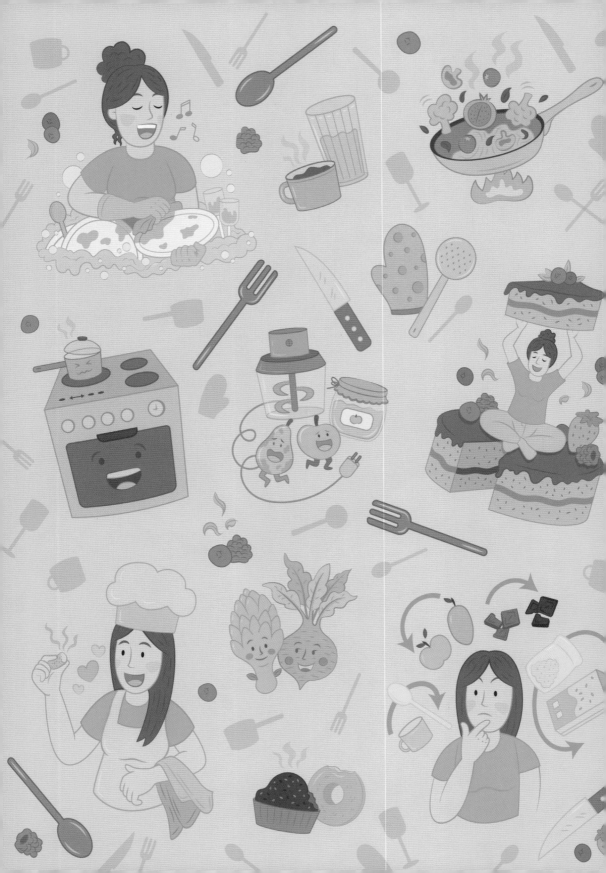

PLATOS PRINCIPALES

Volvemos a la cocina de origen, redescubriendo
los alimentos que utilizaban nuestros ancestros,
con recetas sencillas y llenas de color

Platos principales	🐟	🥚	🌿	🥜	🥜	📦	🍚	🌱	🌾	🐚	⚗️
Ensalada de patata											
Tortilla de verduras		●									
Espaguetis de zanahoria											
Ensaladilla											
Endivias gratinadas						●					
Pudin de verduras		●									
Quiche de puerro		●									
Lasaña de ternera											
Empanada vegetal											
Masa de yuca											
Yuca en espirales						●					●
Hamburguesa de guisante											
Hamburguesa vegetal		●									
Pizza con base de pollo		●									
Base de pizza vegana											
Arroz con calamares											
Calamares rellenos											
Albóndigas											
Guiso de cordero											
Conejo en salsa											
Quinoa con pollo											
Sopa de verdura											
Konjac											●
Guiso de azukis											

													Ubicación
			●	●	●								pág. 130
				●									pág. 132
				●							●	●	pág. 134
				●							●		pág.136
				●				●	●				pág. 138
			●	●									pág. 140
				●				●					pág. 142
				●	●			●	●				pág.144
			●	●				●			●		pág.146
													pág. 148
			●	●	●				●				pág. 150
				●					●		●		pág.152
				●								●	pág. 154
				●	●								pág. 156
								●	●		●		pág. 158
●				●				●					pág. 160
●				●					●				pág. 162
				●	●				●				pág. 164
			●	●	●				●				pág. 166
			●	●	●								pág. 168
			●	●	●			●					pág. 170
				●							●		pág. 172
			●	●							●		pág. 174
				●						●	●		pág. 176

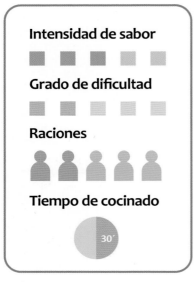

Intensidad de sabor

Grado de dificultad

Raciones

Tiempo de cocinado

30'

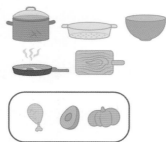

ENSALADA DE PATATA

INGREDIENTES

1 patata grande (350 g)

125 g de pavo

½ cebolla

1 zanahoria

10 tomates Cherry

150 g de canónigos

Aceite de oliva virgen extra

Sal al gusto

ELABORACIÓN

1. Pela y corta la patata y la zanahoria en dados y cocina al vapor 20 minutos.

2. Mientras tanto, pela y corta la cebolla y póchala en una sartén con un chorrito de aceite y sal al gusto. Pasados 20 minutos, agrega el pavo cortado en dados y los cherris. Cocina otros 5 minutos a fuego medio con tapa.

3. Deja que se templen las elaboraciones y monta la ensalada al gusto.

Si lo prefieres, puedes dejar la cebolla y el tomate en crudo y cocinar el pavo directamente al vapor con la patata y la zanahoria.

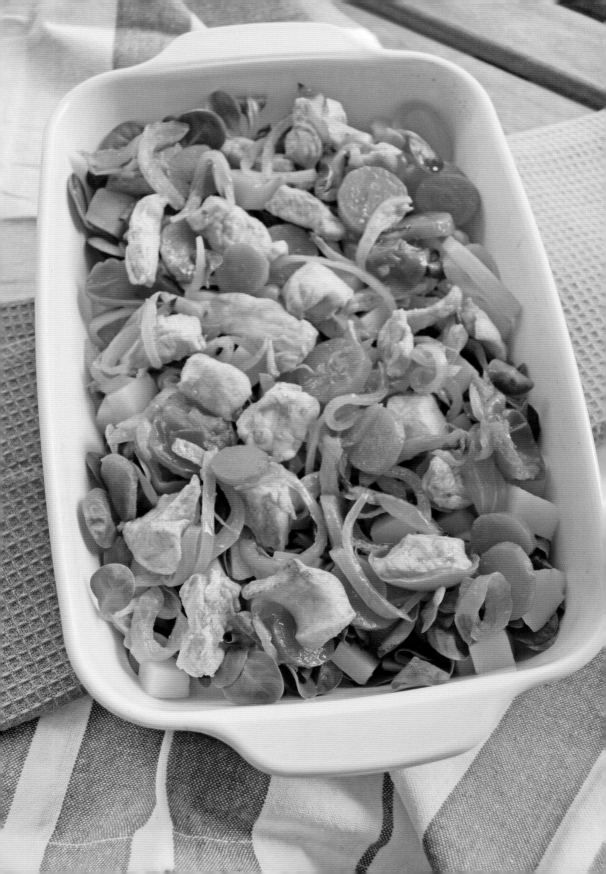

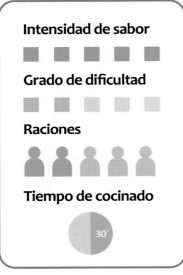

Intensidad de sabor

Grado de dificultad

Raciones

Tiempo de cocinado

30'

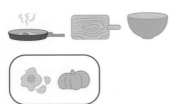

TORTILLA DE VERDURAS

INGREDIENTES

150 g de puerro

150 g de zanahoria

250 g de calabacín

2 huevos

Sal al gusto

ELABORACIÓN

1. Pela y trocea la zanahoria y el puerro. Después, póchalos en la sartén con aceite y sal durante 15 minutos con tapa. Revisa de vez en cuando y agrega un poco de agua para que las verduras no se peguen.

2. Añade el calabacín cortado en dados a la sartén y cocina otros 15 minutos con tapa.

3. Bate los huevos y mezcla con las verduras.

4. Pinta la sartén con un chorrito de aceite y cuaja la tortilla vuelta y vuelta a la sartén.

Puedes acortar tiempos si cocinas las verduras al vapor en el estuche de silicona. Solo tienes que cocinar las verduras 7 minutos a máxima potencia en el microondas, mezclar con el huevo y cuajar la tortilla.

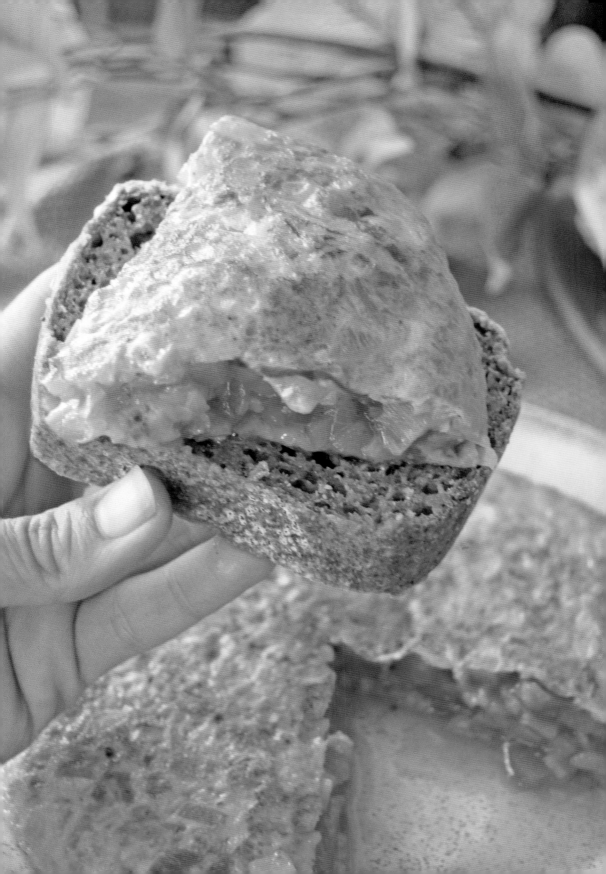

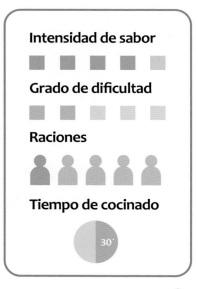

Intensidad de sabor

Grado de dificultad

Raciones

Tiempo de cocinado

30'

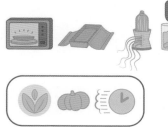

ESPAGUETIS DE ZANAHORIA

INGREDIENTES

2 zanahorias grandes

160 g de alcachofas cocidas

70 g de calabacín

1 cucharada de AOVE

50 ml de bebida vegetal

Sal al gusto

ELABORACIÓN

1. Pela las zanahorias y utiliza el espiralizador para hacer los espaguetis.

2. Cocínalos con 3 cucharadas de agua y sal al gusto durante 3 minutos en la vaporera al microondas (o 10 minutos en la sartén).

3. Para la crema, pela y cocina el calabacín 4 minutos en el microondas y después tritura junto con las alcachofas, la bebida vegetal y sal al gusto.

4. Monta el plato y decóralo con *toppings*.

Puedes hacer los espaguetis de calabaza, calabacín o berenjena, y para una comida exprés puedes acompañarlos con salsa de tomate o hummus.

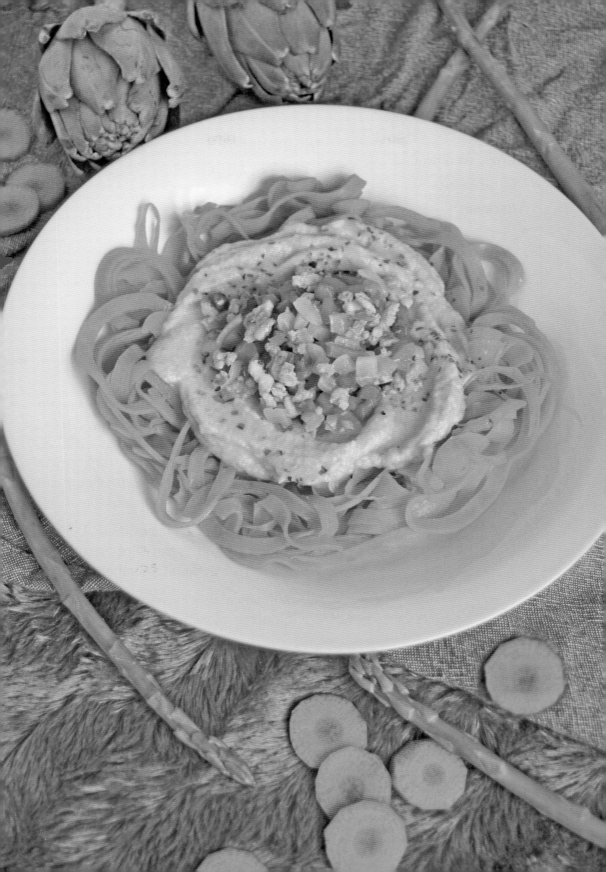

ENSALADILLA

Intensidad de sabor

■ ■ ■ ■ ■

Grado de dificultad

■ ■ ■ ■ ■

Raciones

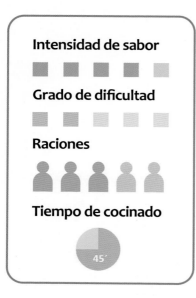

Tiempo de cocinado

45´

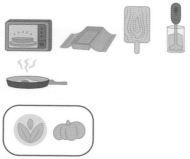

INGREDIENTES

1 envidia

3 zanahorias

10 espárragos trigueros

450 g de calabacín

200 g de calabaza

AOVE y sal al gusto

ELABORACIÓN

1. Primero, prepara la salsa con la calabaza y 150 g de calabacín. Pela, corta y cocina las verduras 8 minutos en el estuche de silicona al microondas con sal y aceite. Tritúrala hasta conseguir una crema y reserva.

2. Lava, corta y pocha la endivia, la zanahoria y los trigueros durante 20 minutos con 1 chorrito de aceite y sal al gusto.

3. Añade el calabacín restante en dados y cocina otros 15 minutos con tapa.

4. Por último, agrega la salsa y monta el plato, decorando al gusto.

Si quieres agilizar los tiempos de cocinado, puedes optar por utilizar mayonesa comercial y ahorrarte la elaboración de la salsa.

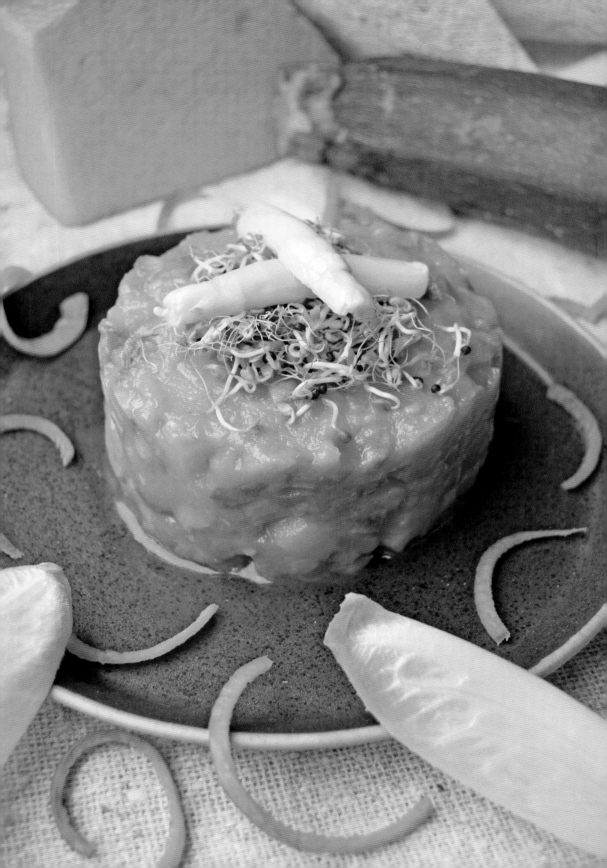

ENDIVIAS GRATINADAS

Intensidad de sabor

Grado de dificultad

Raciones

Tiempo de cocinado

60´

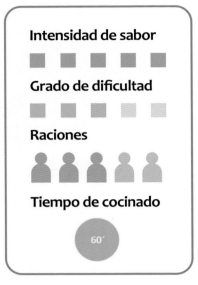

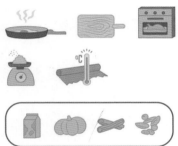

INGREDIENTES

200 g de endivia

150 g de cebolla

140 g de setas ostra

50 g de queso rallado

Sal y orégano al gusto

Bechamel (receta en la pág. 82)

ELABORACIÓN

1. En primer lugar, reserva 10 hojas de endivia para el montaje final. Después, corta el resto de la endivia junto con la cebolla y las setas.

2. Pocha los vegetales a fuego medio durante 20 minutos con un chorro de aceite, sal y orégano al gusto. Coloca la tapa para que los vegetales suelten el agua y se cocinen en su propio jugo.

3. Integra los vegetales con la bechamel, pinta con un chorrito de aceite las hojas de endivia que habías reservado y rellénalas con la mezcla.

4. Espolvorea queso rallado por la superficie y gratina durante 8 minutos a 200° en la aerofreidora o 15 minutos en el horno.

Puedes acompañarlas con una salsa de yogur, mostaza o mayonesa en su presentación. Se recomienda degustarlas calientes.

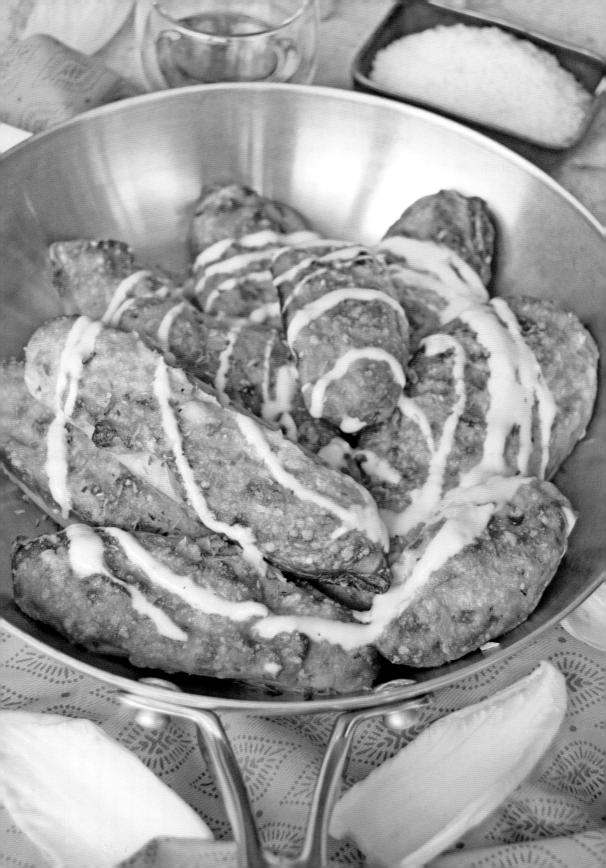

PUDIN DE VERDURA

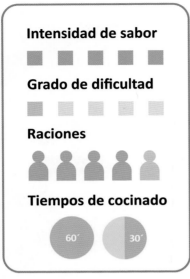

Intensidad de sabor

Grado de dificultad

Raciones

Tiempos de cocinado

60' 30'

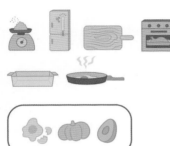

INGREDIENTES

400 g de calabacín

200 g de puerro

150 g de zanahoria

150 g de tomate

3 huevos

100 ml de bebida vegetal

Sal al gusto

ELABORACIÓN

1. Pela, lava y corta la zanahoria, el calabacín, el tomate y el puerro. Después, cocínalos durante 40 minutos con aceite y sal al gusto.

2. Bate los huevos y mézclalos con la leche. Agrega las verduras e integra bien todos los ingredientes.

3. Rellena el molde con la mezcla y hornea 45 minutos a 150 °C.

Es recomendable que se temple y después lo refrigeres durante 3 horas para que se compacte. El frío potenciará los sabores.

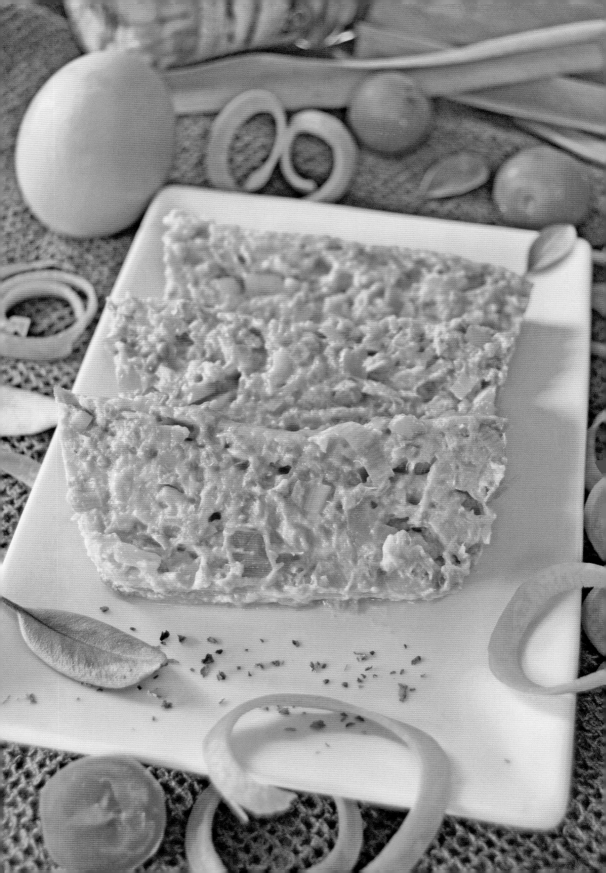

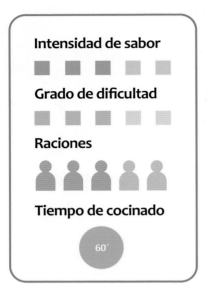

Intensidad de sabor

Grado de dificultad

Raciones

Tiempo de cocinado

60'

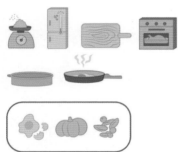

QUICHE DE PUERRO

INGREDIENTES PARA EL RELLENO

2 puerros

500 g de calabacín

INGREDIENTES PARA LA BECHAMEL

400 ml de bebida vegetal

4 cucharadas de AOVE o aceite de coco

4 cucharadas de harina de trigo sarraceno

INGREDIENTES PARA LA BASE

100 g de harina de trigo sarraceno

50 g de casabe o harina de almendra

2 huevos

ELABORACIÓN

1. Pela, lava y tritura el calabacín y el puerro. Cocínalos con un chorrito de aceite y sal durante 40 minutos con tapa y después mézclalos con la bechamel.

2. Para la base, mezcla los ingredientes hasta conseguir una masa manejable, extiéndela hasta cubrir el molde y hornea durante 20 minutos.

3. A continuación, desmolda la base y rellénala con la mezcla reservada previamente y deja que se enfríe en nevera durante al menos 3 horas antes de cortar.

Las instrucciones para elaborar la bechamel están en la página 82.

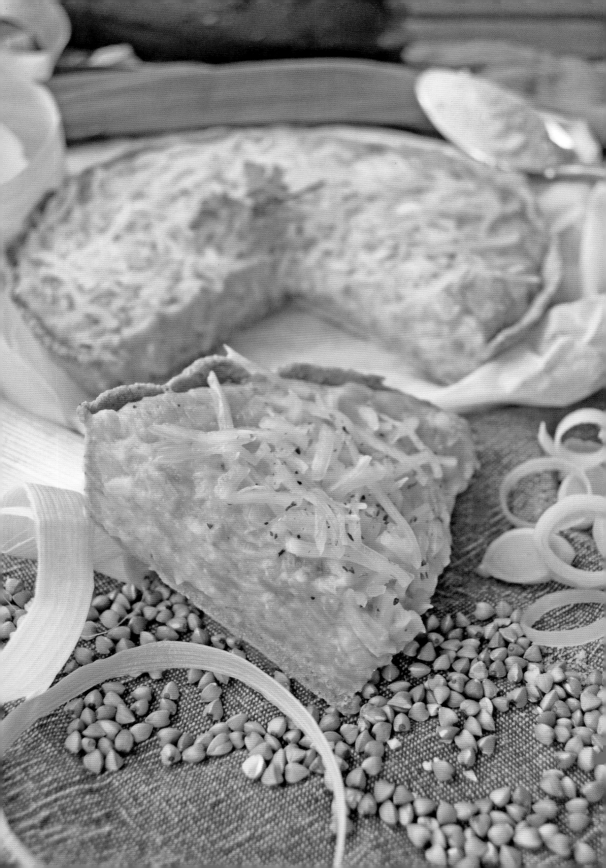

LASAÑA DE TERNERA

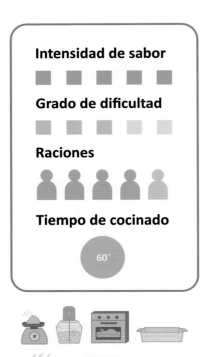

Intensidad de sabor

Grado de dificultad

Raciones

Tiempo de cocinado

60'

INGREDIENTES

500 g de carne picada de ternera

150 g de zanahoria

200 g de calabacín

100 g de cebolla

150 g de champiñones

6 láminas de lasaña sin gluten

Bechamel (receta en la pág. 82)

Sal y orégano al gusto

ELABORACIÓN

1. Pela y tritura en crudo las verduras. Después, cocina a fuego medio en la sartén con un chorrito de aceite, orégano y sal durante 20 minutos con tapa. Agrega agua ocasionalmente para que no se peguen las verduras.

2. Añade los champiñones y cocina otros 20 minutos a fuego medio con tapa. Cuando queden 5 minutos de cocinado, añades la ternera y reservas.

3. Cuece las láminas de lasaña 5 minutos y monta la lasaña en el siguiente orden: bechamel, pasta, relleno, bechamel, pasta, relleno, bechamel, queso.

4. Precalienta el horno a 180° y hornea 15 minutos en la función gratinar.

Si la dejas montada y la refrigeras durante 12 horas, se compactará más y podrás desmoldarla mejor una vez horneada.

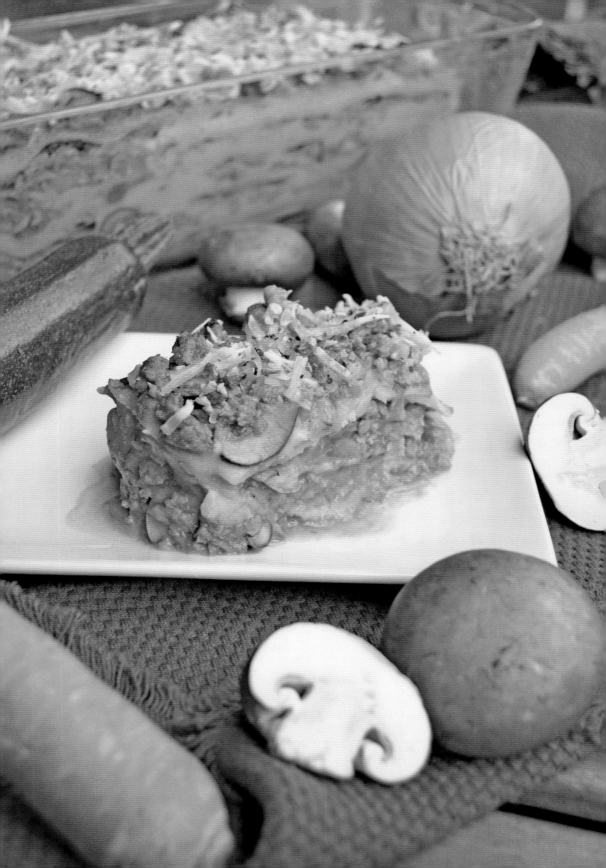

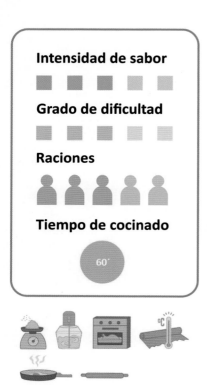

Intensidad de sabor

Grado de dificultad

Raciones

Tiempo de cocinado

60'

EMPANADA VEGETAL

INGREDIENTES

75 g de almidón de patata

75 g de almidón de tapioca

40 g de leche de coco en polvo

20 g de harina de trigo sarraceno integral

5 g de psyllium

1/2 cucharadita de sal

150 ml de agua

INGREDIENTES PARA EL RELLENO

1 tomate

2 zanahorias

1 cebolla

ELABORACIÓN

1. Mezcla todos los ingredientes de la base hasta conseguir una masa homogénea que no se quede pegada al manipularla.

2. Separa la masa en dos mitades y amasa cada mitad entre dos láminas de papel de horno pintado con aceite hasta conseguir una base de 2 mm de grosor.

3. Tritura y sofríe las verduras en la sartén 45 minutos con un chorrito de aceite y sal al gusto. Utiliza tapa durante el cocinado.

4. Coloca el relleno en el centro de una de las bases, dejando un perímetro exterior de 1,5 cm. Cubre con la otra base y aplasta los bordes con un tenedor para sellar la empanada. Después, hornea 25 minutos a 180 °C y listo.

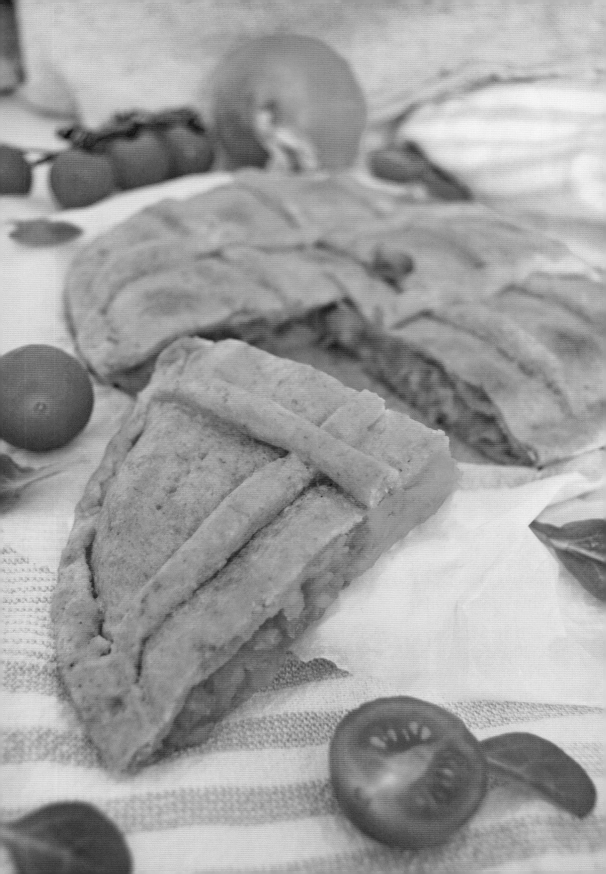

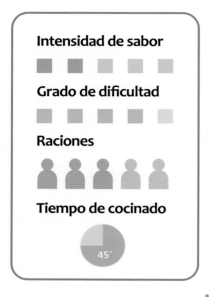

Intensidad de sabor

Grado de dificultad

Raciones

Tiempo de cocinado

45´

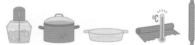

MASA DE YUCA
Receta base

La yuca se puede consumir cocinada al vapor o al horno como guarnición para tus platos, y cocinada de determinada manera puede ser una alternativa natural a las bases de pizza y de hojaldre, cuyo consumo está muy extendido en la sociedad.

INGREDIENTES

400 g de yuca

3 cucharadas de AOVE

1 cucharadita de sal

ELABORACIÓN

1. Corta el tubérculo en rodajas de 2 cm de grosor. Haz una incisión profunda en el perímetro y, con ayuda del mismo cuchillo, retira la piel. Corta a la mitad para retirar la hebra central de la yuca antes de cocinar.

2. Lava con abundante agua y escurre para eliminar las toxinas.

3. Cocina al vapor con tapa durante 20 minutos sobre una cazuela con 3 cm de agua hirviendo. IMPORTANTE: deja enfriar por completo el tubérculo antes de triturarlo.

4. Tritura la yuca con aceite y sal hasta conseguir una masa manejable. Cuidado en este paso, no sirve cualquier procesador, la yuca puede llegar a quemar el motor. Recomiendo el procesador Ninja BN800EU o la Thermomix.

5. Coloca la masa entre dos láminas de papel vegetal pintado con aceite y amasa hasta conseguir el grosor deseado. Si quieres consistencia de hojaldre, intenta conseguir un grosor de 0,5 cm; y si prefieres panecillos con volumen para arepas o bases de pizza, un grosor de 1 cm.

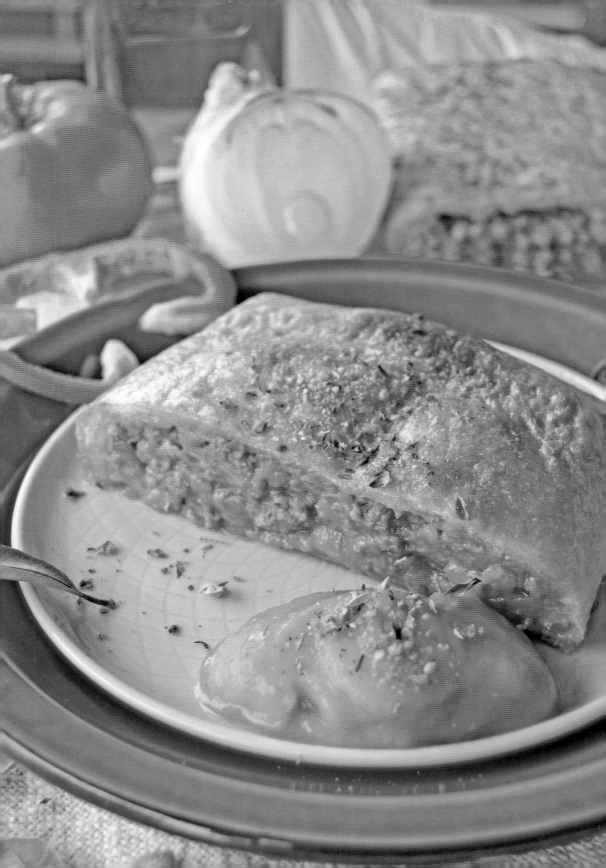

YUCA EN ESPIRALES

Intensidad de sabor

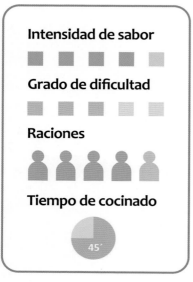

Grado de dificultad

Raciones

Tiempo de cocinado

45'

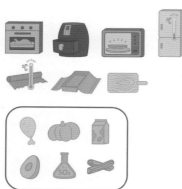

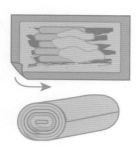

INGREDIENTES

Masa de yuca (receta en la pág. 148)

1/2 calabacín

300 g de pechuga de pavo

3 cucharadas de tomate triturado

100 g de queso rallado

Orégano y sal al gusto

ELABORACIÓN

1. Estira la masa de yuca entre dos láminas de papel de horno pintado con aceite hasta conseguir una base fina de 0,5 cm de grosor. Recorta las esquinas y forma un rectángulo.

2. Lamina el calabacín en sentido horizontal y grosor fino.

3. Pinta la base de yuca con el tomate, agrega el queso y orégano al gusto y coloca encima el calabacín y la pechuga laminada con una pizca de sal al gusto.

4. Enrolla la base de yuca sobre sí misma, formando una espiral, y lleva al congelador durante 1 hora o 12 horas a la nevera, con el fin de que se compacte.

5. Corta la masa en porciones de 2 cm, pinta la superficie con aceite y hornea 30 minutos con ventilador, o cocina 10 minutos en una freidora de aire.

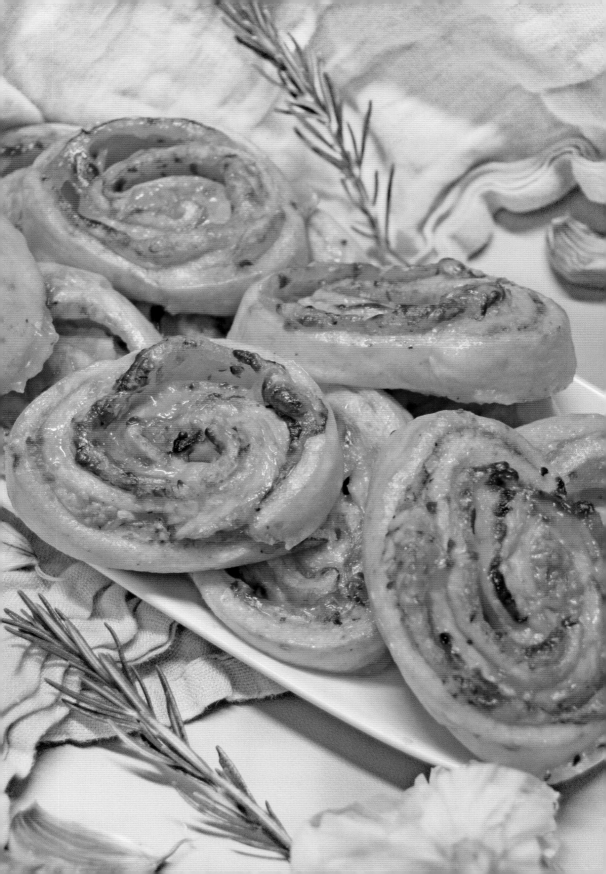

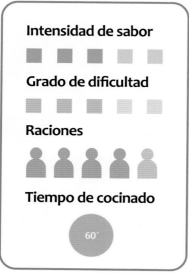

Intensidad de sabor

Grado de dificultad

Raciones

Tiempo de cocinado

60'

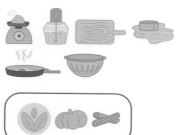

HAMBURGUESA DE GUISANTES

INGREDIENTES

100 g de proteína de guisante

200 g de zanahoria

250 g de calabacín

100 g de puerro

125 g de remolacha fresca

50 g de almidón de tapioca

1 cucharadita de orégano

1 cucharadita de cúrcuma

1 cucharadita de sal

ELABORACIÓN

1. Deja en remojo la proteína de guisante durante 20 minutos en agua caliente.

2. Pela y tritura las verduras y cocínalas a fuego medio 30 minutos con tapa.

3. Escurre la proteína de guisante y tritúrala con una pizca de sal. Después, intégrala con las verduras y el almidón.

4. Dale forma circular a las hamburguesas y cocina vuelta y vuelta a la sartén con un chorrito de aceite hasta que se doren.

Una vez formadas las hamburguesas, puedes congelarlas y consumir en otro momento. Utiliza papel de horno a modo de separación.

TRUCO: si dejas enfriar la mezcla en la nevera será más sencillo dar forma a las hamburguesas. También puedes hacer albóndigas con la masa.

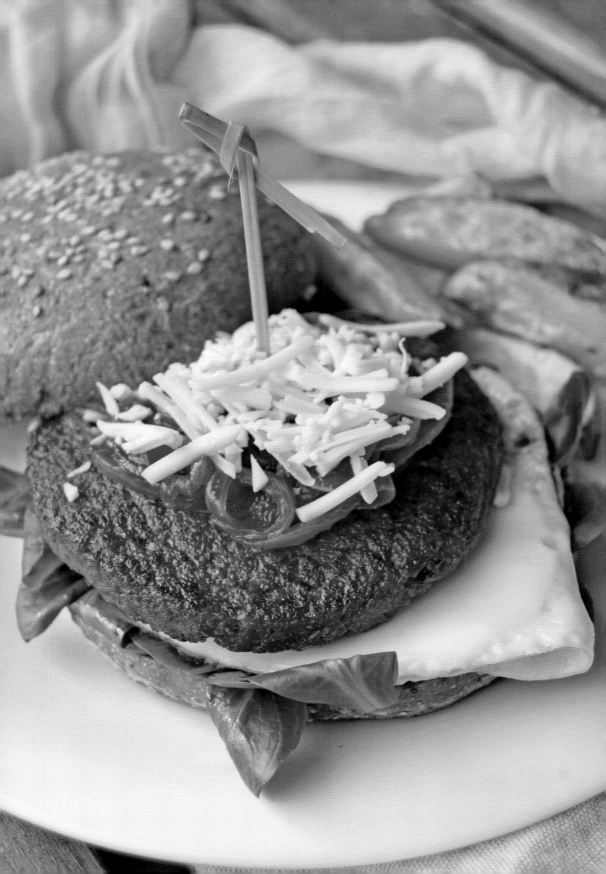

HAMBURGUESA VEGETAL

Intensidad de sabor

Grado de dificultad

Raciones

Tiempo de cocinado

15′

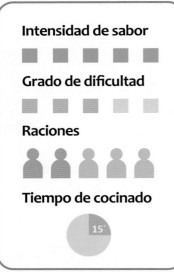

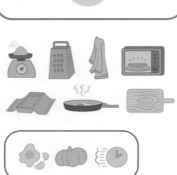

INGREDIENTES

250 g de calabacín rallado

250 g de zanahoria rallada

1 huevo

1/2 cucharadita de sal

ELABORACIÓN

1. Pela, lava y ralla las verduras.

2. Cocínalas 6 minutos en el estuche de vapor al microondas y deja que se templen.

3. Coloca las verduras sobre un trapo y envuélvelo sobre sí mismo para escurrir el agua sobrante.

4. Mezcla las verduras escurridas con el huevo y la sal y forma las hamburguesas con las manos.

5. Cocina vuelta y vuelta en la sartén con un chorro de aceite hasta que se doren.

IMPORTANTE: el trapo que utilices para escurrir las verduras debe ser de algodón para que el agua se filtre a través de él.

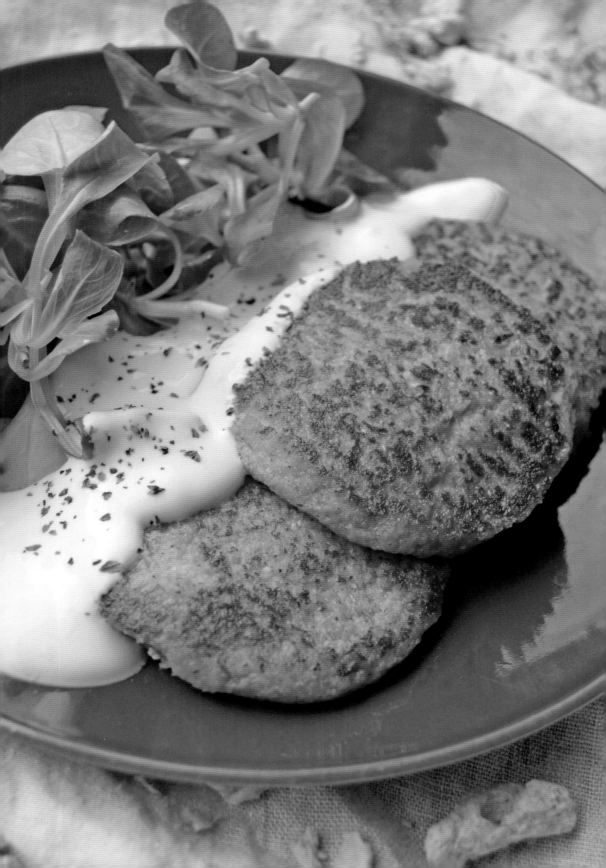

Intensidad de sabor

Grado de dificultad

Raciones

Tiempo de cocinado

30'

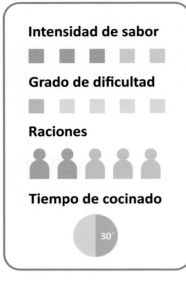

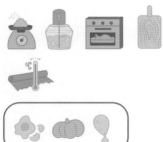

PIZZA CON BASE DE POLLO

INGREDIENTES

100 g de pechuga de pollo

100 g de calabaza cocida

1 huevo

1 cucharada de AOVE

Sal

ELABORACIÓN

1. Tritura los ingredientes hasta conseguir una crema homogénea.

2. Reparte de manera uniforme la mezcla sobre la bandeja cubierta con papel de horno y cocina 10 minutos a 180 °C.

3. Retira del horno, añade los *toppings* al gusto, y hornea otros 10 minutos.

La base se hace en 20 minutos. Si los *toppings* requieren un mayor tiempo de cocinado, puedes precocinarlos.

También puedes cocinar la base en la sartén vuelta y vuelta hasta que se dore y añadir después los *toppings* cocinados.

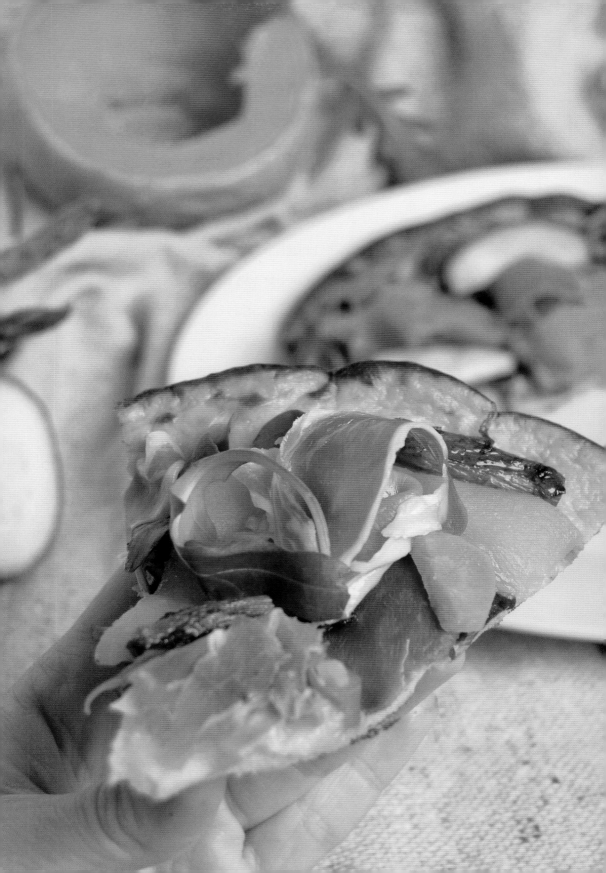

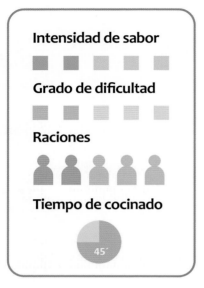

Intensidad de sabor

Grado de dificultad

Raciones

Tiempo de cocinado

45′

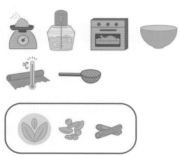

BASE DE PIZZA VEGANA

INGREDIENTES

50 g de trigo sarraceno en grano

50 g de quinoa en grano

1 cucharada de semillas de lino

1 cucharada de AOVE

2 cucharadas de almidón de tapioca

100 ml de agua

Orégano al gusto

Sal al gusto

ELABORACIÓN

1. Enjuaga los granos y semillas y déjalos en remojo 12 horas. Después, escurre y tritura junto con el resto de ingredientes hasta conseguir una mezcla uniforme.

2. Coloca papel de horno sobre la bandeja, pinta con aceite y extiende la mezcla.

3. Hornea 25 minutos a 160 °C.

4. Después, incorpora los *toppings* al gusto y cocina otros 10 minutos.

Si los *toppings* requieren más de 10 minutos de cocción, es conveniente precocinarlos y añadirlos a la base en los últimos minutos para dorarlos.

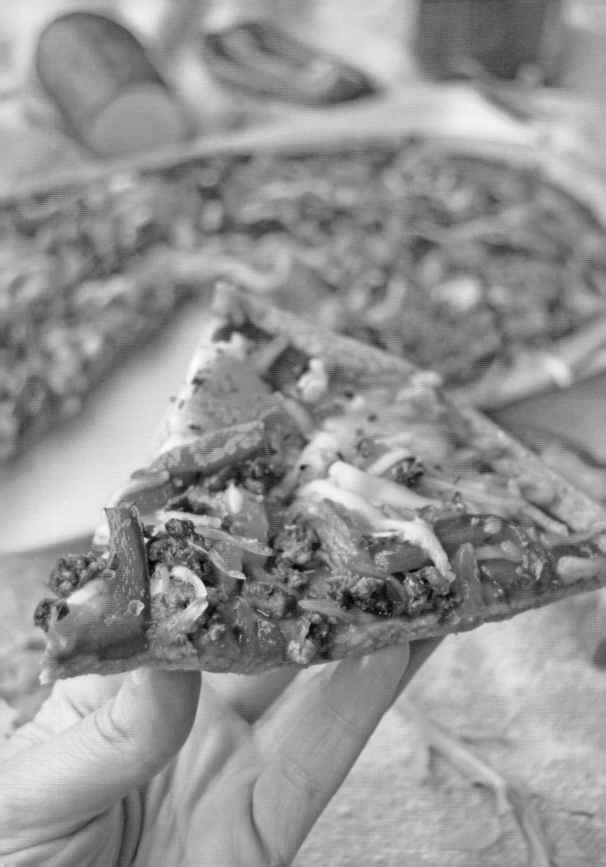

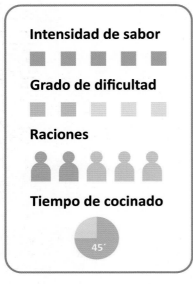

Intensidad de sabor

Grado de dificultad

Raciones

Tiempo de cocinado

45'

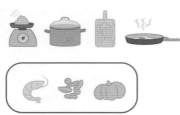

ARROZ CON CALAMARES

INGREDIENTES

150 g de calamares

50 g de arroz basmati

1/2 pimiento rojo

1/2 cebolla

2 zanahorias

1/2 diente de ajo

Aceite de oliva virgen extra

Sal al gusto

ELABORACIÓN

1. Lava, pela y trocea las verduras y lava el arroz con abundante agua.

2. Sofríe el ajo con un chorro de aceite y, a continuación, agrega el resto de las verduras y sal al gusto. Cocina a fuego medio durante 30 minutos con tapa y agrega agua de vez en cuando para que no se peguen.

3. Marca los calamares en otra sartén con aceite y, después, añádelos al cocinado junto con el arroz, sal al gusto y 2 vasos de agua para cocinar a fuego medio otros 15 minutos.

Si utilizas arroz basmati integral, el tiempo de cocción del arroz aumentará a 40 minutos, por lo que debes reorganizar los tiempos de cocinado.

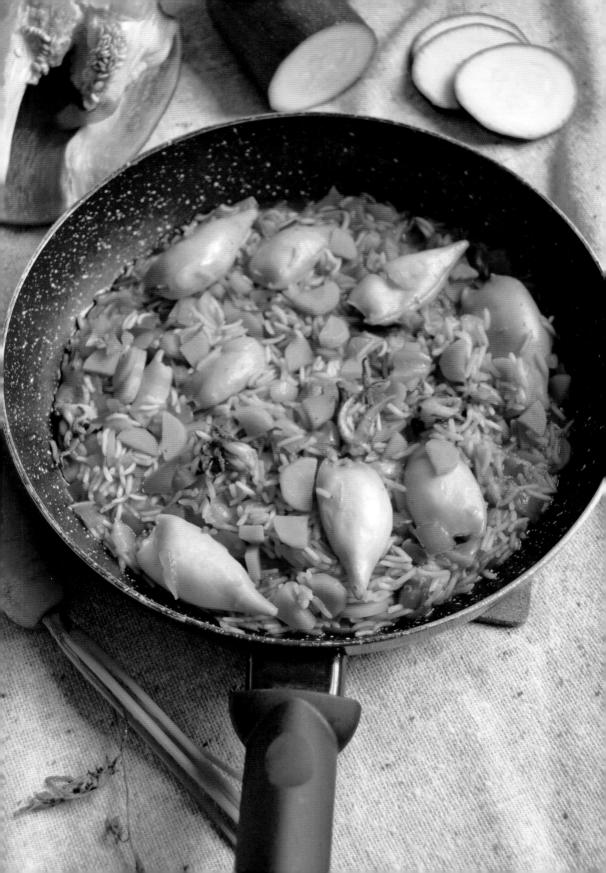

CALAMARES RELLENOS

Intensidad de sabor

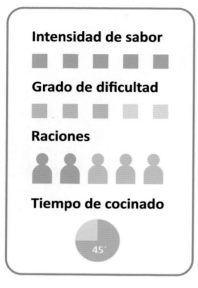

Grado de dificultad

Raciones

Tiempo de cocinado

45´

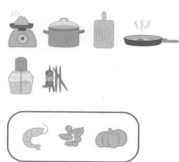

INGREDIENTES

400 g de calamares

200 g de zanahorias

150 g de puerro

250 g de calabacín

Orégano al gusto

Sal al gusto

ELABORACIÓN

1. Pela y tritura las verduras. Después, cocínalas durante 35 minutos a fuego medio con un chorro de aceite, sal y orégano.

2. Limpia los calamares, trocea los tentáculos y reserva el cuerpo para rellenarlo más tarde.

3. Agrega los tentáculos al sofrito en los últimos 5 minutos de cocinado.

4. Rellena el cuerpo del calamar con la mezcla, dejando 2cm de profundidad sin rellenar, y ciérralo con un palillo.

5. Cocina los calamares rellenos en la sartén vuelta y vuelta hasta que se doren.

Añade un puré o salsa para potenciar el sabor de la receta. Mi favorito para acompañar este tipo de platos es una mezcla de calabacín, boniato y puerro.

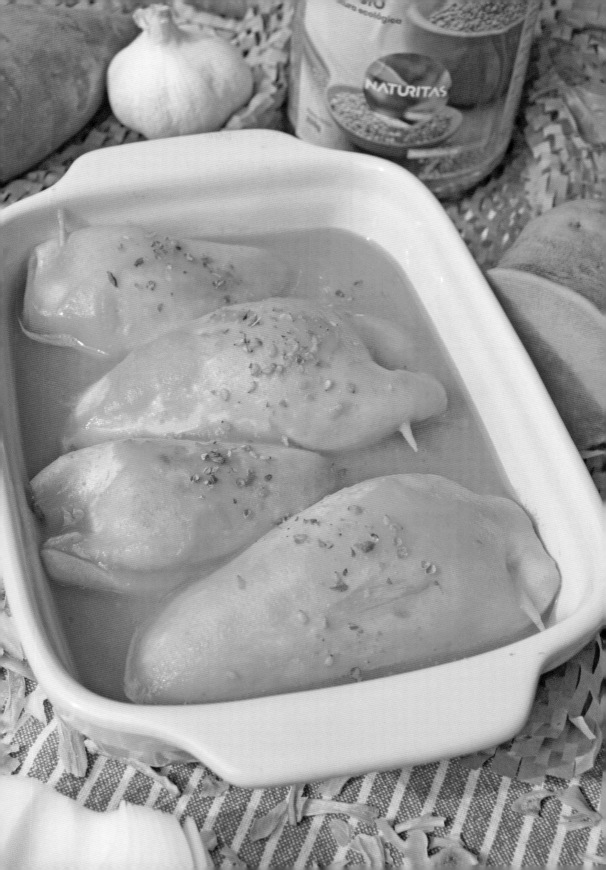

Intensidad de sabor

■ ■ ■ ■ ■

Grado de dificultad

■ ■ ■ ■ ■

Raciones

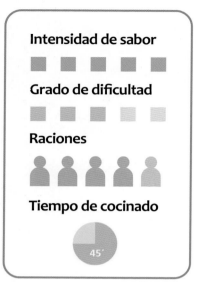

Tiempo de cocinado

45'

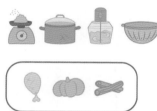

ALBÓNDIGAS

INGREDIENTES

150 g de zanahoria rallada

150 g de calabacín rallado

150 g de puerro picado

500 g de carne picada de pavo

Aceite de oliva virgen extra

Salsa de tomate (receta en la pág. 84)

Sal al gusto

ELABORACIÓN

1. Pela, ralla y pocha las verduras 30 minutos en la sartén con un chorrito de aceite y sal al gusto. Añade agua o caldo para que no se peguen.

2. Escurre las verduras y deja que se templen.

3. Mezcla el pavo con las verduras hasta que se integren bien y forma bolas con la masa.

4. Marca las albóndigas a fuego alto en la cazuela con un chorrito de aceite hasta que se dore la superficie. Después, agrega la salsa y cocina 15 minutos con tapa.

Puedes añadir una cucharada de lino molido o casabe para aglutinar la masa de las albóndigas y que sean más compactas y sencillas de manipular.

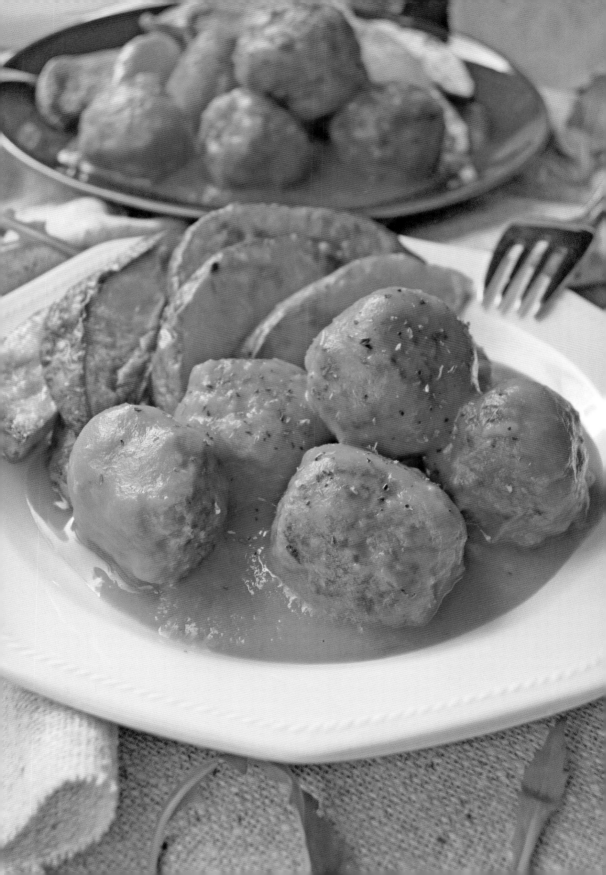

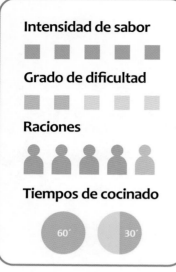

Intensidad de sabor

Grado de dificultad

Raciones

Tiempos de cocinado

60′ 30′

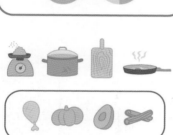

GUISO DE CORDERO

INGREDIENTES

1 kg de cordero

300 g de cebolla

300 g de calabaza

300 g de tomate de ensalada

300 g de patata

1 ramita de romero

Sal al gusto

ELABORACIÓN

1. Lava, pela y corta las verduras y cocínalas en la cazuela con un chorrito de aceite y sal al gusto durante 30 minutos.

2. En otra sartén con un chorrito de aceite, marca las piezas de cordero. Cuando estén doraditas, agrégalas a la cazuela.

3. Añade agua hasta cubrir las verduras, la rama de romero y las patatas troceadas.

4. Cocina a fuego bajo con tapa 1 hora.

Puedes retirar el romero y triturar las verduras, hasta conseguir una salsa espesa, o presentarlo como se muestra en la fotografía.

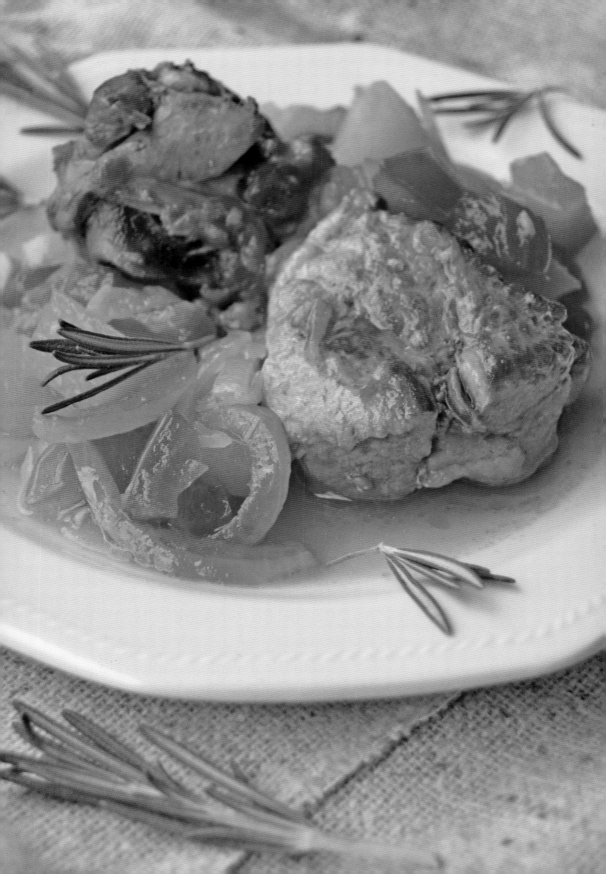

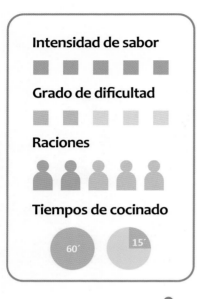

Intensidad de sabor

Grado de dificultad

Raciones

Tiempos de cocinado

60′   15′

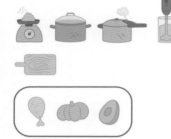

CONEJO EN SALSA

INGREDIENTES

400 g de conejo

150 g de calabacín

150 g de patata

150 g de tomates Cherry

150 g de zanahorias

Aceite de oliva virgen extra

Sal al gusto

ELABORACIÓN

1. Añade un chorrito de aceite en la olla y agrega el conejo troceado y salado al gusto para dorarlo ligeramente.

2. Lava, pela y corta el calabacín, el boniato y las zanahorias e incorpóralas a la olla junto con los cherris.

3. Añade agua hasta cubrir las verduras y sal al gusto y cocina durante 1 hora en la cazuela, o 15 minutos en la olla a presión.

4. Pasado el tiempo de cocinado, separa la carne de las verduras y tritura estas últimas hasta conseguir una textura cremosa.

Esta misma receta podría utilizarse para cocinar codorniz, capón, pollo o pavo.

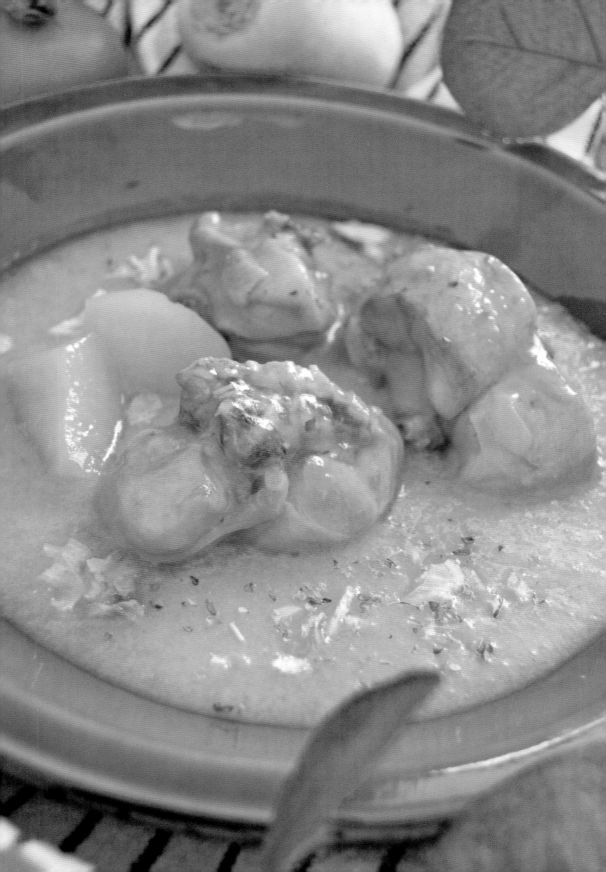

QUINOA CON POLLO

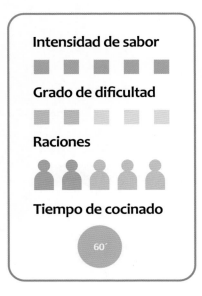

Intensidad de sabor

Grado de dificultad

Raciones

Tiempo de cocinado

60'

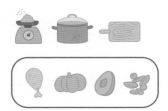

INGREDIENTES

400 g de muslos de pollo

150 g de zanahorias

100 g de puerro

100 g de tomates Cherry

50 g de quinoa en grano

Aceite de oliva virgen extra

Sal al gusto

ELABORACIÓN

1. Pela, corta y pocha las verduras con aceite y sal durante 25 minutos en una cazuela.

2. Después, añade el pollo y agua hasta cubrir las verduras y cocina a fuego medio con tapa durante 45 minutos.

3. Lava la quinoa y añade al cocinado cuando queden 15 minutos de cocción. Después, deja reposar y sirve caliente.

Si quieres que la piel de pollo quede crujiente, sella la carne a fuego alto antes de incorporarla a la cazuela con el resto de ingredientes.

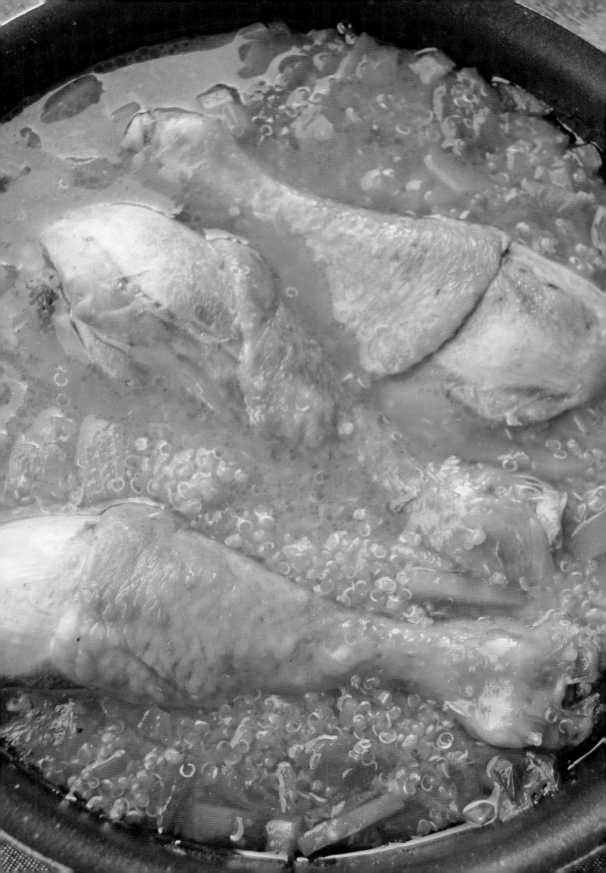

SOPA DE VERDURA

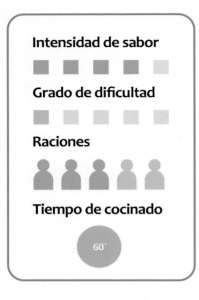

Intensidad de sabor

Grado de dificultad

Raciones

Tiempo de cocinado

60'

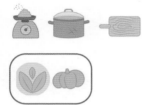

INGREDIENTES

300 g de zanahoria

200 g de nabo

200 g de puerro

10 espárragos trigueros

Aceite de oliva virgen extra

Sal al gusto

ELABORACIÓN

1. En primer lugar pela y trocea las verduras. Después, cocínalas a fuego medio con tapa 30 minutos o hasta que se pochen con aceite y sal. Añade agua de vez en cuando para que no se peguen.

2. Agrega 500 ml de agua y sal antes de cocinar otros 15 minutos con tapa.

Si la refrigeras en la nevera dentro de un recipiente con cierre hermético, se conservará en perfecto estado durante 4 días.

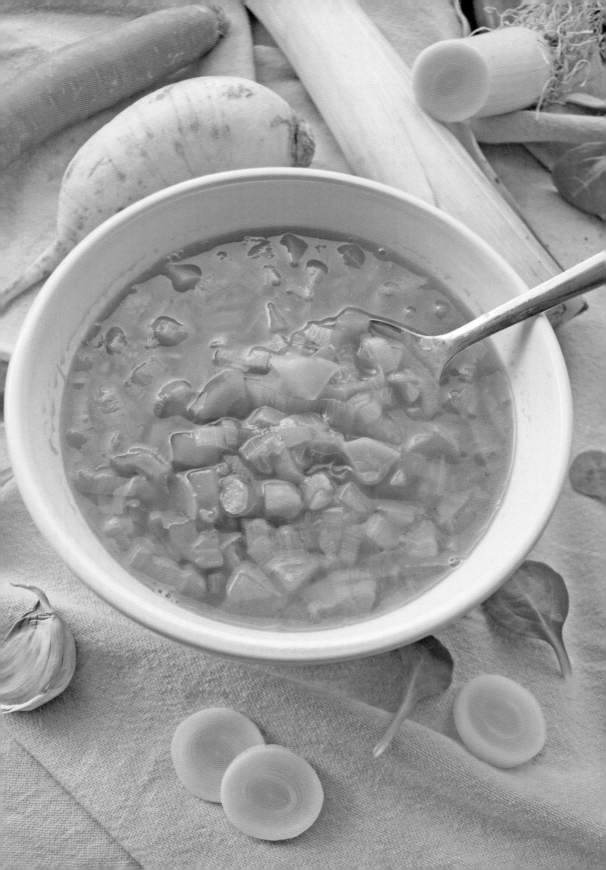

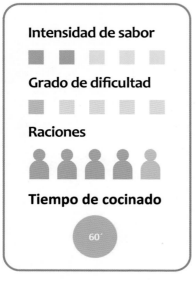

Intensidad de sabor

Grado de dificultad

Raciones

Tiempo de cocinado

60'

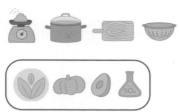

KONJAC

INGREDIENTES

400 g de espaguetis konjac

300 g de tomate triturado

250 g de calabacín

100 g de puerro

150 g de zanahoria

10 espárragos trigueros

1 cucharada de levadura nutricional

Aceite de oliva virgen extra

Sal al gusto

ELABORACIÓN

1. Pela y corta las verduras en dados y cocínalas en la cazuela con aceite y sal al gusto durante 30 minutos a fuego medio. Agrega agua de vez en cuando para que no se peguen.

2. Pasado el tiempo añade el tomate y los konjac y cocina otros 10 minutos con tapa.

3. Por último, agrega la levadura nutricional e intégrala con movimientos envolventes.

El konjac se extrae de la raíz del tubérculo *Amorphophallus*. Asegúrate de enjuagar con abundante agua los espaguetis antes de añadirlos al cocinado.

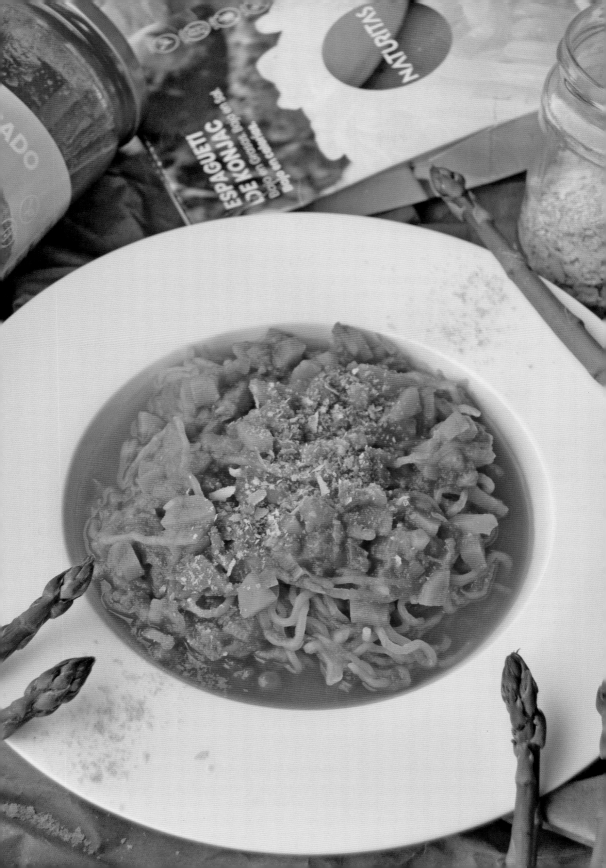

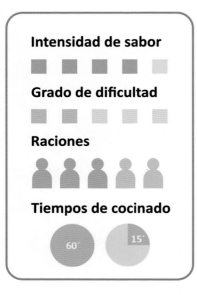

Intensidad de sabor

Grado de dificultad

Raciones

Tiempos de cocinado

60′ 15′

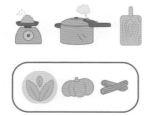

GUISO DE AZUKIS

INGREDIENTES

70 g de azukis en grano

150 g de boniato

200 g de calabacín

150 g de puerro

100 g de pimiento rojo

1 cucharadita de cúrcuma

1 cucharadita de orégano

Sal al gusto

ELABORACIÓN

1. Deja en remojo los azukis durante 12 horas.

2. Pela, lava y corta las verduras.

3. Añade un chorro de aceite en la olla y cocina todos los ingredientes, excepto los azukis, a fuego medio durante 30 minutos.

3. Agrega 600 ml de agua y los azukis, coloca la tapa de la olla con los cierres de seguridad y cocina a fuego medio durante 45 minutos.

Sigue en todo momento las indicaciones de seguridad de tu olla a presión y, en cualquier caso, libera la presión antes de retirar la tapa.

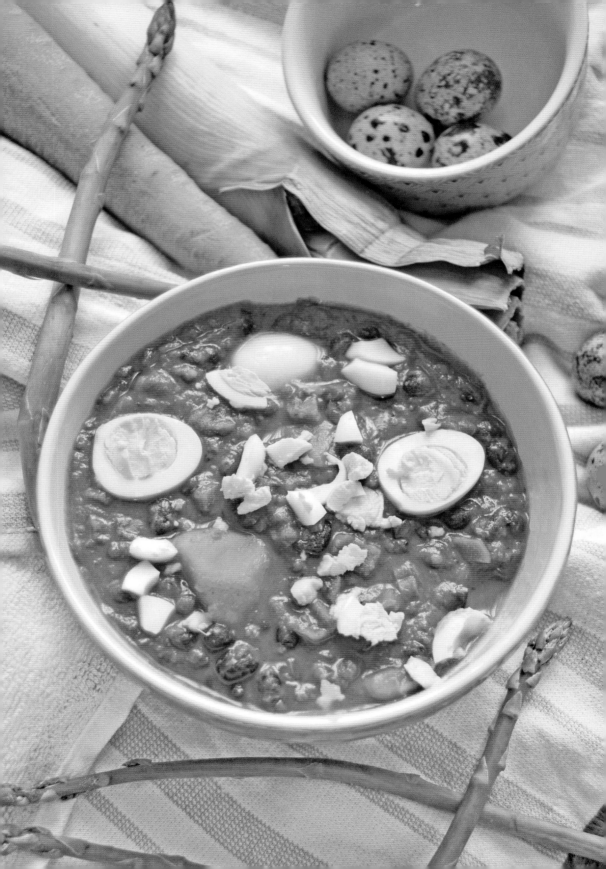

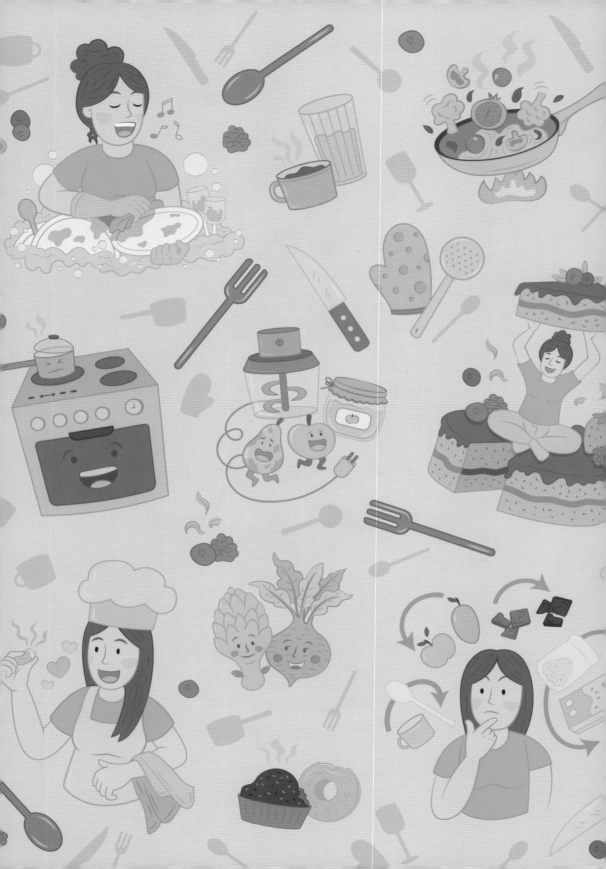

CREMAS Y MERMELADAS

Acompaña o rellena tus postres con las recetas
dulces que encontrarás en este apartado, o,
si lo prefieres, degústalas a cucharadas.

Cremas y mermeladas											
Crema de chocolate											
Crema pastelera		•				•					
Compota de manzana											
Natillas de manzana						•	•				
Nata de coco							•				
Mermelada de frutos rojos											
Yogur vegetal casero							•				
Cobertura de algarroba							•				

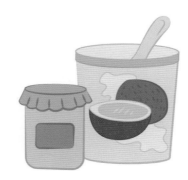

													Ubicación
			●			●	●				●	●	pág. 182
			●									●	pág. 184
			●							●	●		pág. 186
			●										pág. 188
			●								●		pág. 190
			●								●	●	pág. 192
			●								●		pág. 194
									●		●	●	pág. 196

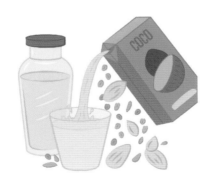

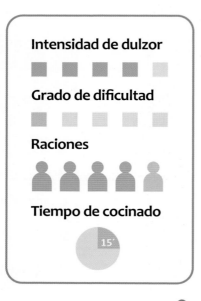

Intensidad de dulzor

Grado de dificultad

Raciones

Tiempo de cocinado

15'

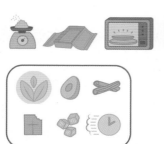

CREMA DE CHOCOLATE

INGREDIENTES

375 g de mango

500 g de manzana

100 g de chocolate negro 85 %

ELABORACIÓN

1. Pela, trocea y cocina la manzana y el mango al vapor en el microondas durante 6 minutos.

2. Derrite el chocolate al baño maría en un cazo o en periodos de 30 segundos en el microondas.

3. Mezcla el chocolate con las frutas y tritura hasta conseguir una crema homogénea.

4. Deja reposar en nevera durante 3 horas para que adquiera consistencia.

Puedes sustituir las frutas por otro alimento de textura y proporción de agua similar: chirimoya, pera, caqui, papaya, calabaza, boniato...

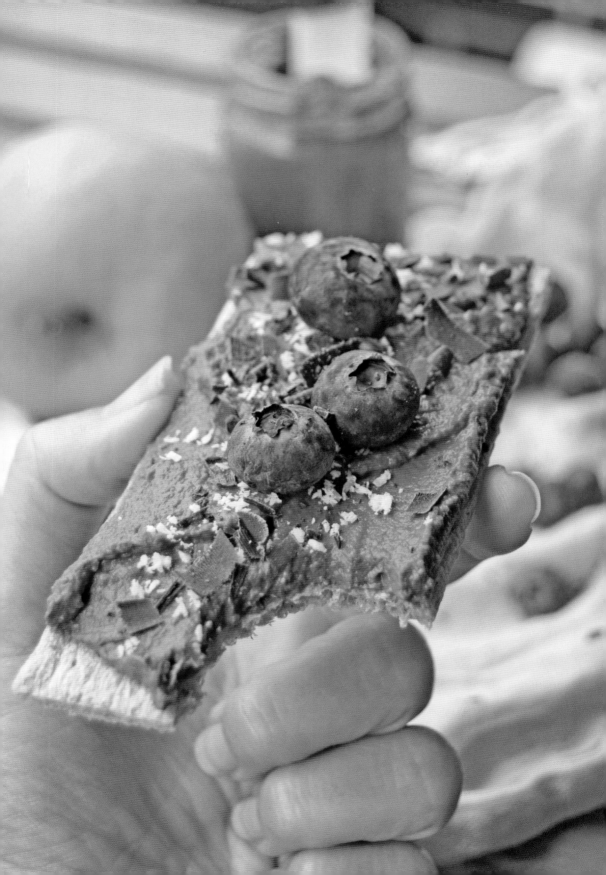

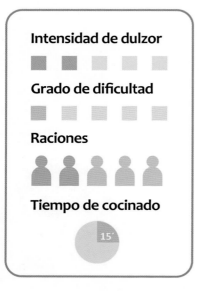

Intensidad de dulzor

■ ■ ■ ■ ■

Grado de dificultad

■ ■ ■ ■ ■

Raciones

Tiempo de cocinado

15'

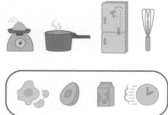

CREMA PASTELERA

INGREDIENTES

100 ml leche o bebida vegetal

250 g de compota de manzana (pág. 186)

10 g de almidón de tapioca

2 yemas de huevo

ELABORACIÓN

1. Calienta en un cazo la leche o bebida vegetal sin que llegue a hervir.

2. Una vez caliente, agrega las yemas y la compota y remueve con una varilla para que se integren.

3. Por último, incorpora el almidón sin dejar de remover.

4. Cuando la elaboración se espese, puedes retirarla del fuego y refrigerarla dentro de un recipiente con cierre hermético para que se solidifique.

Esta crema no destaca por su dulzor. Si tu paladar no está acostumbrado a este tipo de postres, puedes añadir una cucharadita de azúcar de coco, eritritol, canela o harina de boniato para potenciar su sabor.

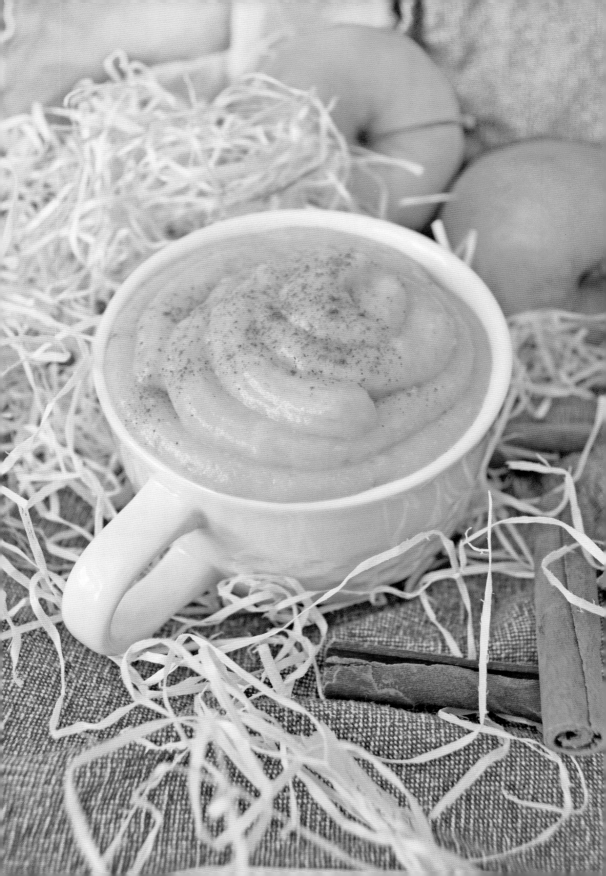

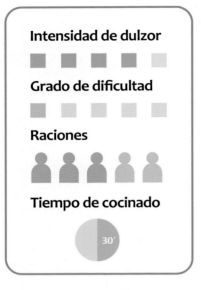

Intensidad de dulzor

Grado de dificultad

Raciones

Tiempo de cocinado

30'

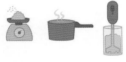

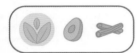

COMPOTA DE MANZANA

INGREDIENTES

3 manzanas

1 pizca de canela de Ceilán

100 ml agua

ELABORACIÓN

1. Pela y trocea las manzanas y cocínalas con la canela y el agua a fuego medio en un cazo con tapa durante 20 minutos.

2. Tritura hasta conseguir una crema y deja que se temple antes de embotar.

Te aguantará hasta 4 días si la conservas en un tarro hermético en nevera, y puedes congelarla en raciones para consumirla en otro momento.

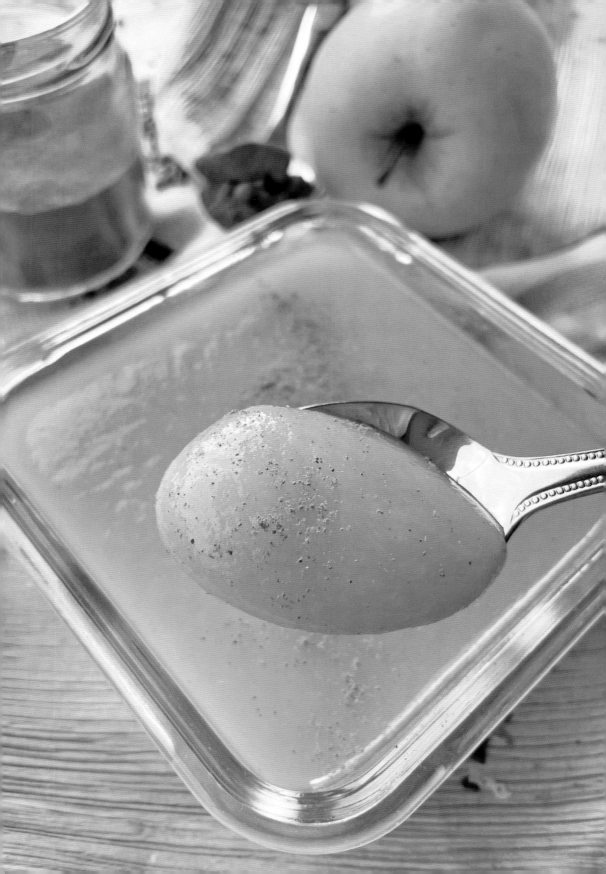

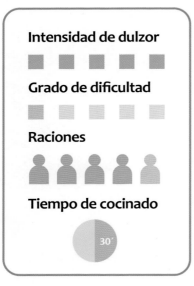

Intensidad de dulzor

Grado de dificultad

Raciones

Tiempo de cocinado

30'

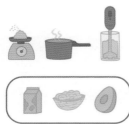

NATILLAS DE MANZANA

INGREDIENTES

4 manzanas

400 ml de leche (o bebida vegetal)

15 g de ghee de cabra (o aceite de coco)

ELABORACIÓN

1. Derrite el ghee en un cazo a fuego medio.

2. Pela y trocea las manzanas, agrega al cazo junto con la bebida vegetal y cocina a fuego medio 20 minutos.

3. Después, tritura hasta conseguir una crema.

4. Reparte las natillas en los recipientes de vidrio donde se vayan a servir y refrigera en la nevera 2 horas para que adquiera consistencia.

Te aguantará hasta 4 días si las conservas en un tarro hermético en nevera, y puedes congelarla en raciones para consumirla en otro momento.

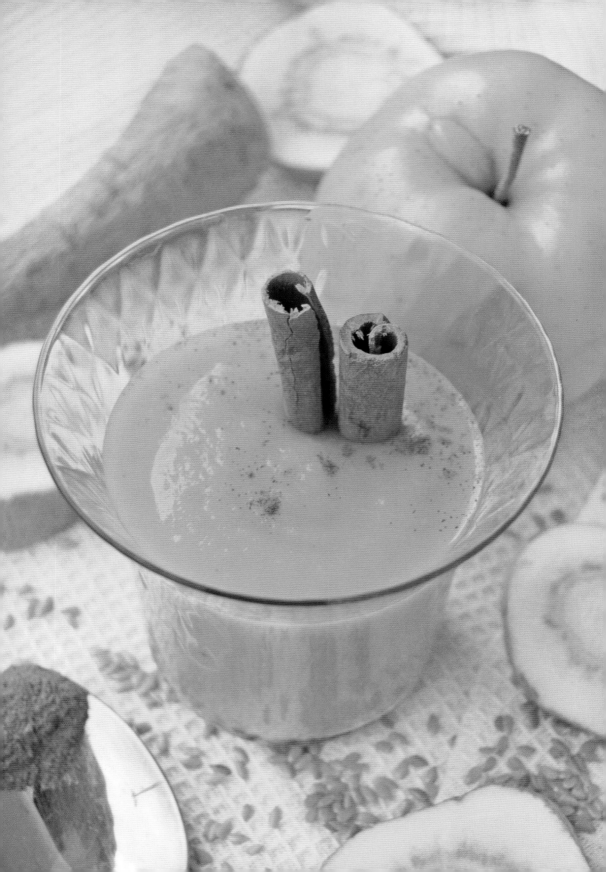

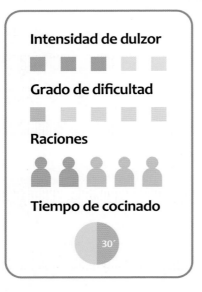

Intensidad de dulzor

Grado de dificultad

Raciones

Tiempo de cocinado

30'

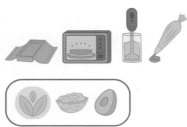

NATA DE COCO

INGREDIENTES

400 ml de leche de coco en lata

1 manzana

ELABORACIÓN

1. Pela, trocea y cocina la manzana al vapor en la vaporera, al microondas, durante 4 minutos.

2. Retira la parte líquida de la leche de coco y tritura la parte sólida con la manzana caliente hasta conseguir una crema uniforme.

3. Rellena con la mezcla una manga pastelera y lleva a la nevera durante 6 horas para que coja consistencia.

4. Corta la boquilla de la manga y decora la superficie de tus postres.

IMPORTANTE: la leche de coco debe contener al menos un 50 % de pulpa de coco y un 20 % de materia grasa para conseguir la textura efecto «nata». Revisa el etiquetado nutricional para asegurarte de que no contenga gomas ni espesantes.

CONSEJO: Refrigera la leche de coco durante al menos dos días en la nevera antes de proceder a la elaboración.

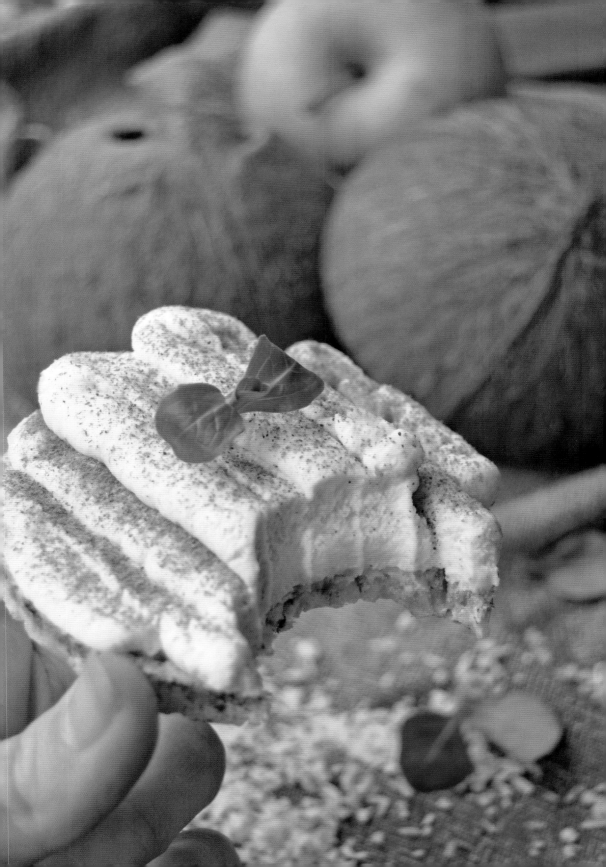

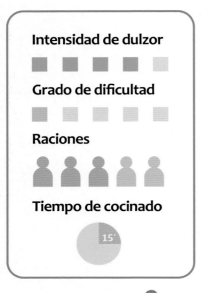

Intensidad de dulzor

Grado de dificultad

Raciones

Tiempo de cocinado

15´

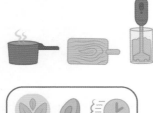

MERMELADA DE FRUTOS ROJOS

INGREDIENTES

200 g de fresas

50 g de arándanos

50 g de frambuesas

Jugo de 1/2 limón

ELABORACIÓN

1. Lava, retira las hojas verdes de las fresas y corta en cuartos.

2. Cocina los arándanos, las frambuesas y las fresas con el jugo de limón a fuego medio en un cazo durante 10 minutos.

3. A medida que se ablanden las frutas, utiliza una espumadera para aplastarlas.

4. Una vez que termine el tiempo de cocinado, puedes triturar la mezcla para conseguir una textura más uniforme.

Si quieres acortar aún más los tiempo de elaboración, puedes cocinar las frutas al vapor durante 4 min. en el microondas con el estuche de silicona.

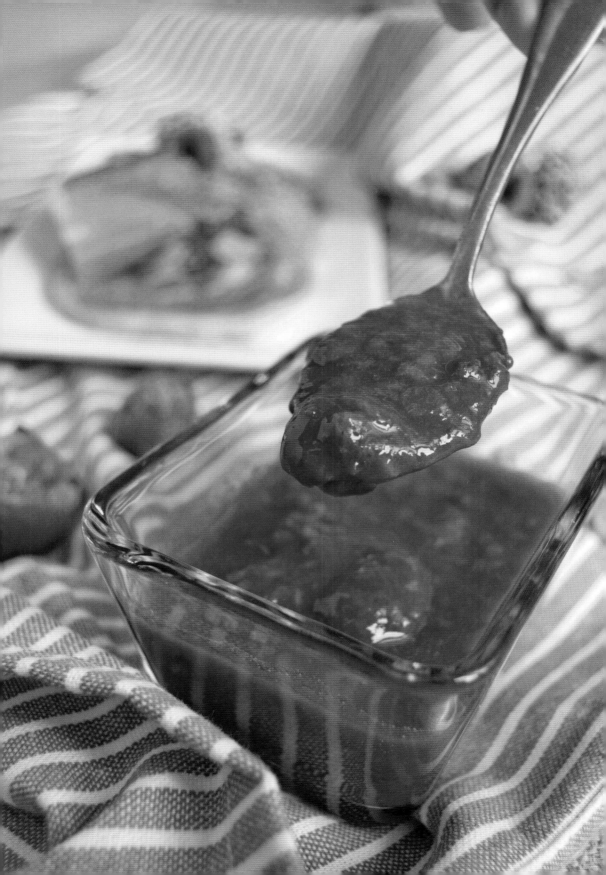

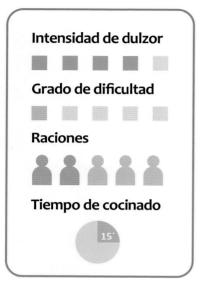

Intensidad de dulzor

Grado de dificultad

Raciones

Tiempo de cocinado

15'

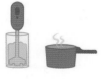

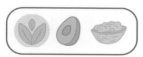

YOGUR VEGETAL CASERO

INGREDIENTES

200 g de leche de coco en lata

1 pera

150 g de frutos rojos

ELABORACIÓN

1. Pela y trocea la pera y cocínala junto con los frutos en un cazo a fuego medio hasta que se ablanden todas las frutas, unos 10 minutos.

2. Retira la parte líquida de la leche de coco y tritura la parte sólida con las frutas hasta conseguir una crema uniforme.

3. Rellena con la mezcla el recipiente donde conservarás el yogur y refrigera en la nevera durante 12 horas para que coja consistencia.

IMPORTANTE: la leche de coco debe contener al menos un 70 % de pulpa de coco para conseguir el efecto «nata». Revisa el etiquetado nutricional.

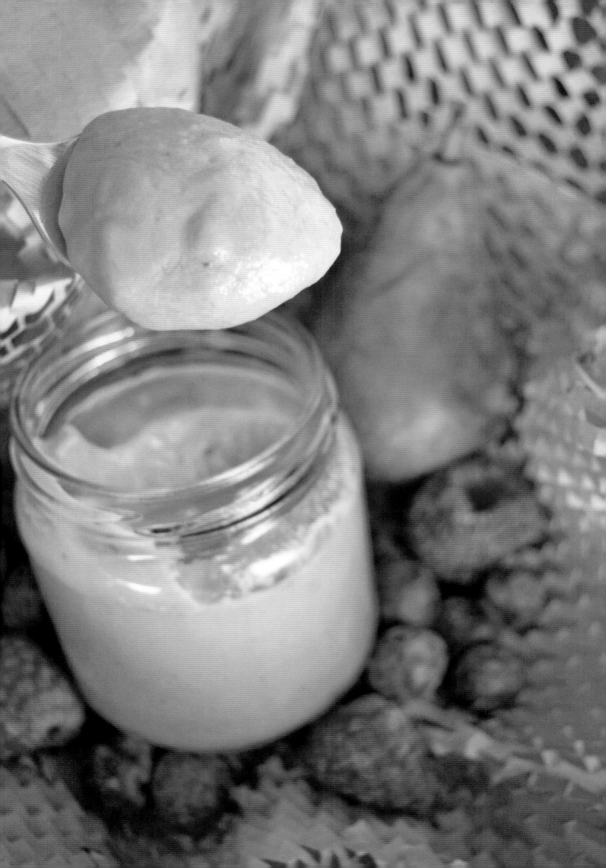

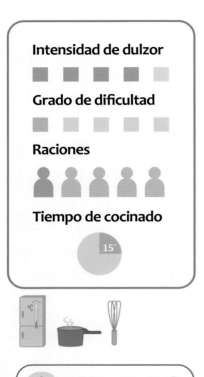

Intensidad de dulzor

Grado de dificultad

Raciones

Tiempo de cocinado

15'

COBERTURA DE ALGARROBA

INGREDIENTES

2 cucharadas de algarroba en polvo

1 cucharada de aceite de coco

4 cucharadas de agua o bebida vegetal

ELABORACIÓN

1. Calienta la bebida vegetal o agua en un cazo sin que llegue a hervir y, después, agrega el aceite de coco y la algarroba en polvo.

2. Remueve hasta que se integren y cubre tus postres con la mezcla.

3. Después, llévalos a la nevera 2 horas para que cuaje la cobertura.

También puedes consumir esta elaboración a modo de chocolate a la taza. En tal caso, puedes consumirlo al momento, sin refrigeración previa.

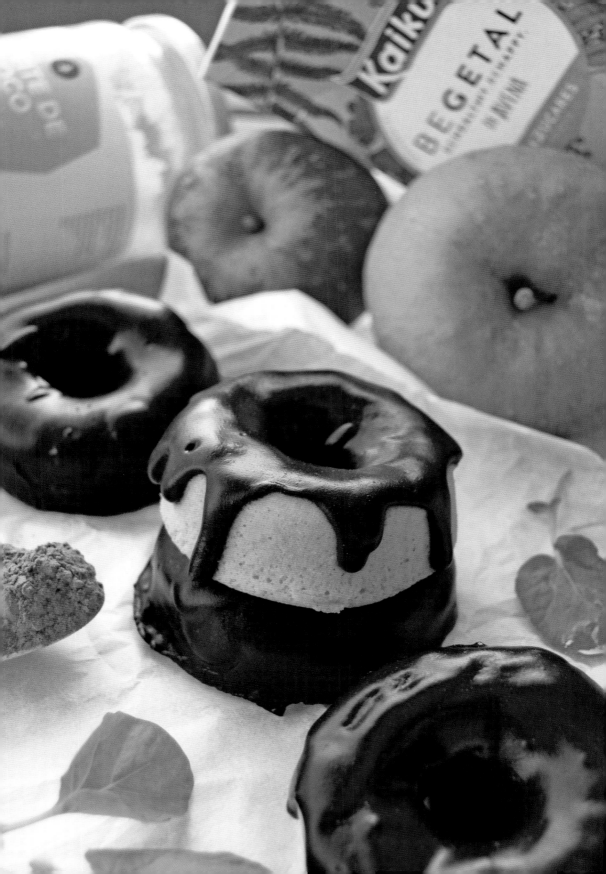

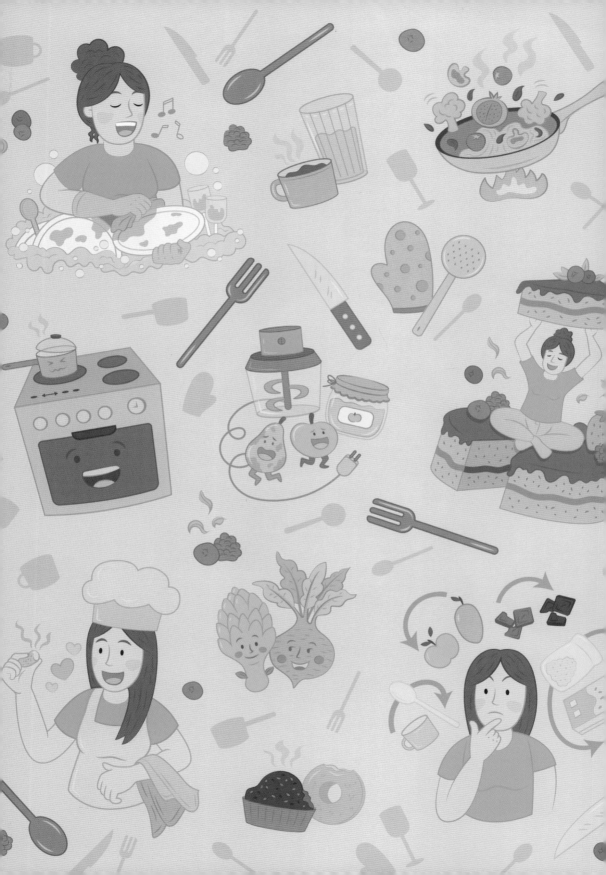

POSTRES

Descubre las maravillas de la repostería inclusiva y educa a tu paladar para disfrutar del dulzor natural de las frutas y las especias y a reinventar la textura de las elaboraciones sin aditivos.

Postres	🐟	🥚	🥕	🥔	🧤	🥛	🥣	⋯	🌾	🐚	⚗️
Flakes de boniato											
Granola de quinoa							●				
Porridge de quinoa											
Galletas de avena						●					
Galletas de chufa							●				
Tortitas de plátano		●					●				
Mug cake de zanahoria		●									
Trufas de chufa							●				
Mug cake de chirivía		●					●				
Red velvet		●					●				
Gofre de boniato		●				●					
Flan de plátano		●									
Gelatina de papaya											
Pastel de coco		●					●				
Tarta de queso (sin queso)		●					●				
Bizcocho húmedo		●									
Muffins de plátano		●									
Pastel de arándanos											
Bizcocho de plátano		●									
Bizcocho de mandarina		●					●				
Bizcocho cebra		●									
Sobao de chufa		●									
Magdalenas		●					●				
Donut exprés		●									
Donut de naranja		●					●				

													Ubicación
									●		●		pág. 204
								●	●		●		pág. 206
			●					●	●		●		pág. 208
								●	●				pág. 210
			●					●	●		●		pág. 212
			●					●	●			●	pág. 214
			●	●					●			●	pág. 216
			●				●		●		●	●	pág. 218
			●	●					●			●	pág. 220
			●	●				●	●			●	pág. 222
			●						●			●	pág. 224
			●										pág. 226
			●						●		●		pág. 228
			●										pág. 230
			●						●				pág. 232
			●					●	●				pág. 234
			●					●	●				pág. 236
			●					●	●	●			pág.238
			●					●	●				pág. 240
			●					●	●				pág. 242
			●					●	●				pág.244
			●					●	●				pág. 246
			●					●	●				pág. 248
			●					●	●			●	pág. 250
			●			●	●	●	●				pág. 252

Postres	🐟	🥚	🥕	🌰	🥜	🧃	👄	🌿	🌾	🐚	⚗️
Donetes de boniato											
Brownie de boniato		●									
Brownie de calabaza											
Budín de limón											
Tarta de calabaza											
Carrot cake		●					●				
Torrijas		●				●					
Trenza de yuca											
Croissant crujiente						●					
Pastel de cereza							●				
Canastillas de chufa											
Bombón de calabaza							●				
Helado tropical											
Tronco de Navidad		●									
Polvorones		●				●	●				
Turrón duro							●				

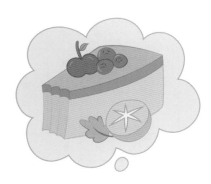

													Ubicación
			●					●	●		●	●	pág. 254
			●			●	●						pág. 256
				●				●	●		●		pág. 258
			●					●			●		pág. 260
			●	●				●	●		●		pág. 262
			●	●					●				pág. 264
			●					●	●				pág. 266
						●	●		●		●		pág. 268
						●	●	●	●		●		pág.270
			●					●	●		●		pág. 272
			●						●		●		pág. 274
			●	●							●	●	pág. 276
			●	●							●		pág. 278
			●	●				●	●				pág. 280
			●						●				pág. 282
			●			●	●	●			●	●	pág. 284

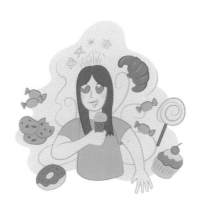

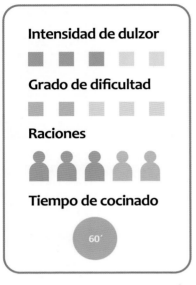

Intensidad de dulzor

Grado de dificultad

Raciones

Tiempo de cocinado

60'

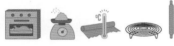

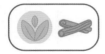

FLAKES DE BONIATO

INGREDIENTES

75 g de harina de boniato

15 g de almidón de tapioca

5 g de algarroba o cacao en polvo

1 cucharada de AOVE

150 ml de agua o bebida vegetal

Una pizca de sal

ELABORACIÓN

1. Mezcla los ingredientes hasta conseguir una masa manejable.

2. Divide la masa en dos mitades y coloca una de ellas entre dos láminas de papel vegetal. Amasa con ayuda de un rodillo hasta que la plancha sea lo más fina posible.

3. Puedes precortar los *flakes* antes de hornear, solo tienes que dibujar el corte con un cuchillo.

4. Hornea durante 25 minutos con ventilador a 160 °C. Retira del horno y deja que se enfríen por completo antes de almacenarlas.

5. Repite el proceso con la masa restante.

Si te resulta más sencillo, puedes hornear la masa sin hacer el precorte y partirla una vez que se haya enfriado en recortes desiguales.

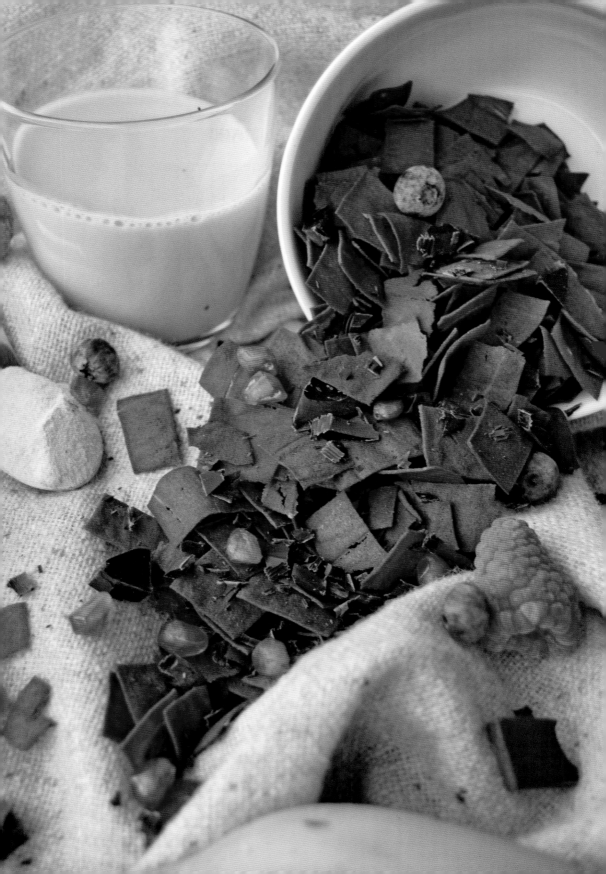

GRANOLA DE QUINOA

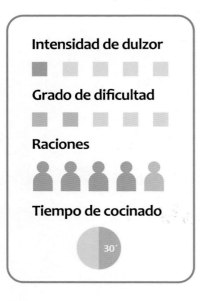

Intensidad de dulzor

Grado de dificultad

Raciones

Tiempo de cocinado

30'

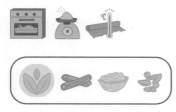

INGREDIENTES

275 g de quinoa cocida

50 g de pipas de girasol

25 g de pipas de calabaza

15 g de aceite de coco

1 cucharadita de canela de Ceilán

ELABORACIÓN

1. Derrite el aceite de coco y mezcla con el resto de ingredientes.

2. Extiende la mezcla sobre la bandeja de horno previamente preparada con papel de hornear.

3. Hornea durante 25 minutos a 180 °C con ventilador. Remueve a mitad del horneado para que se cocinen todos los ingredientes por igual.

4. Deja enfriar la granola antes de consumirla. Puedes conservarla en un recipiente con cierre hermético durante 1 semana.

Esta receta tiene un sabor neutro, lo que te permitirá consumirla con yogures o cremas dulces, o añadirla como *topping* crujiente en otras elaboraciones (ensaladas, patés o fruta fresca).

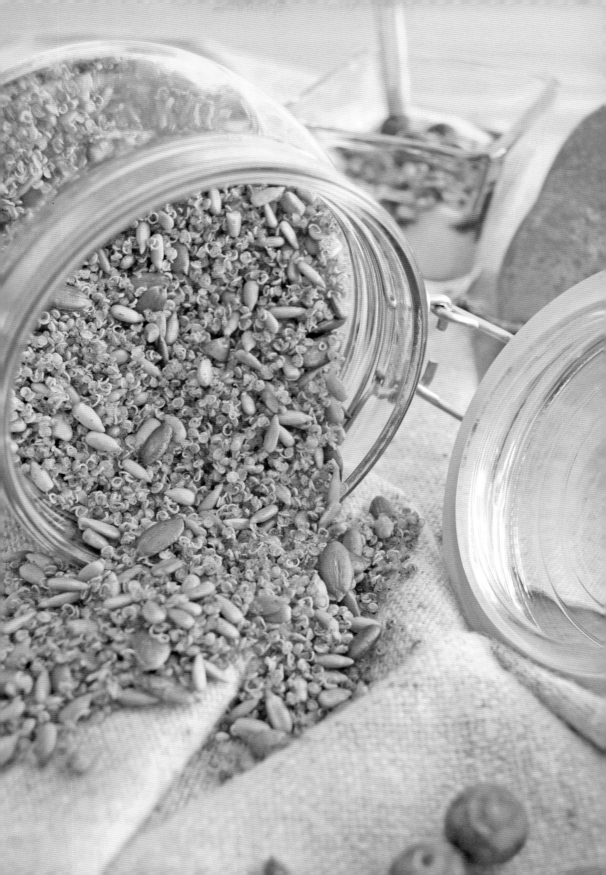

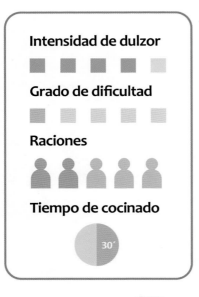

Intensidad de dulzor

Grado de dificultad

Raciones

Tiempo de cocinado

30'

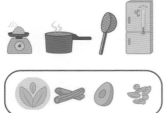

PORRIDGE DE QUINOA

INGREDIENTES

50 g de quinoa en grano

400 ml de leche o bebida vegetaL

1/2 manzana

1 pizca de canela

ELABORACIÓN

1. Calienta la leche a fuego medio en un cazo, sin que llegue a hervir.

2. Pela la manzana y corta en dados. Después, añádela al cazo junto con la canela y cocina 10 minutos.

3. Lava el grano de quinoa y llévalo a ebullición con el resto de ingredientes otros 15 minutos a fuego medio.

Si dejas reposar en nevera durante 12 horas, la textura será más densa y los sabores se tomarán más.

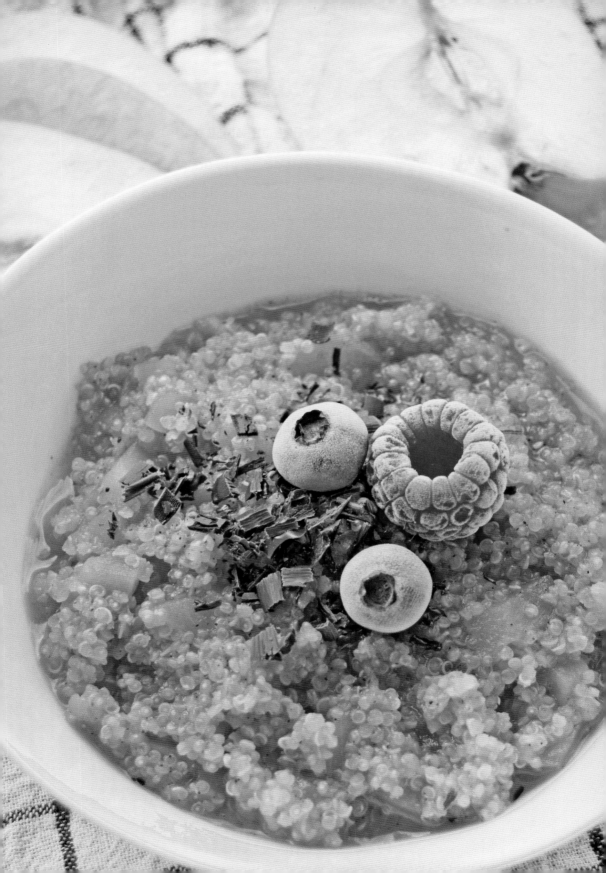

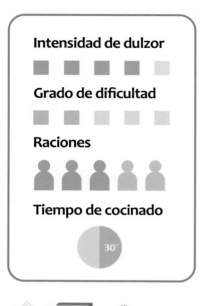

Intensidad de dulzor

Grado de dificultad

Raciones

Tiempo de cocinado

30'

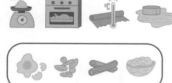

GALLETAS DE AVENA

INGREDIENTES

110 g de harina de avena

25 g de harina de boniato

40 g de aceite de coco

30 g de AOVE

1 huevo

1 cucharadita de polvo de hornear (sin aluminio)

1/3 de cucharadita de vainilla en polvo

20 ml de agua

ELABORACIÓN

1. Mezcla todos los ingredientes secos en un bol.

2. Derrite el aceite de coco e incorpóralo al bol junto con el huevo batido, el aceite y el agua para que se integren con el resto de ingredientes. Debe quedar una masa manejable.

3. Divide la masa en 14 porciones iguales, forma bolitas y aplástalas sobre el papel de horno para darles forma de galleta. También puedes amasar la mezcla en una única lámina y recortar las galletas con un molde de acero circular.

4. Hornea durante 15 minutos a 180 °C y deja enfriar en rejilla antes de consumir.

Una vez frías, puedes conservarlas en un tarro hermético y aguantarán en perfectas condiciones hasta 3 días.

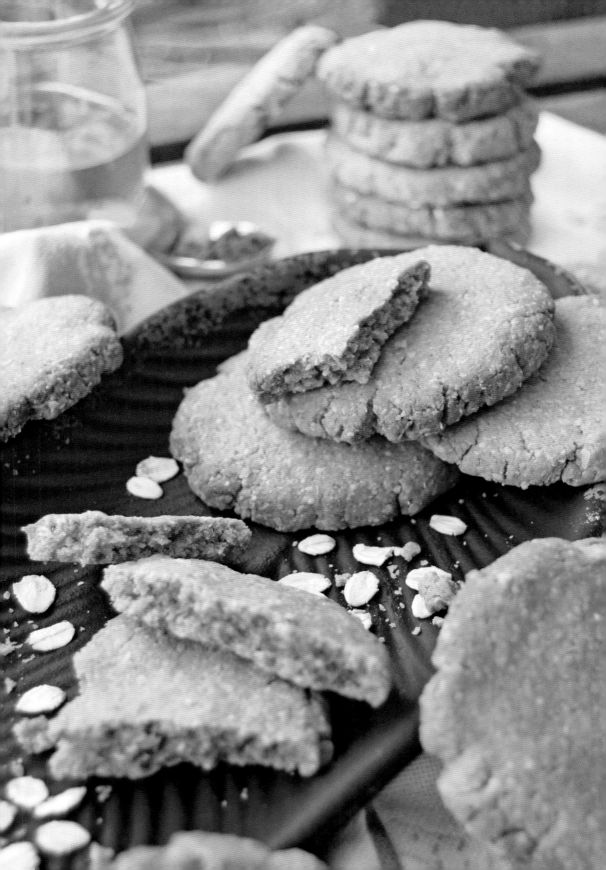

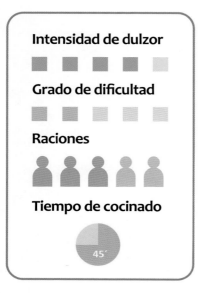

Intensidad de dulzor

Grado de dificultad

Raciones

Tiempo de cocinado

45'

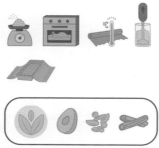

GALLETAS DE CHUFA

INGREDIENTES

1 manzana

70 g de harina de trigo sarraceno

60 g de harina de chufa

10 g de harina de boniato

1 cucharadita de canela de Ceilán

20 g de aceite de coco en líquido

ELABORACIÓN

1. Cocina al vapor la manzana durante 3 minutos en el microondas y tritúrala hasta conseguir una crema.

2. Después, mézclala con el resto de ingredientes y amasa hasta conseguir una masa manejable.

3. Forma bolitas de 2.5 cm de diámetro con la masa y aplana sobre el papel de horno hasta conseguir un grosor de 0.5 cm.

4. Hornea durante 35 minutos con ventilador a 160 °C. Retira del horno y deja que se enfríen sobre una rejilla.

Una vez frías, puedes conservarlas en un tarro hermético y aguantarán en perfectas condiciones hasta 3 días.

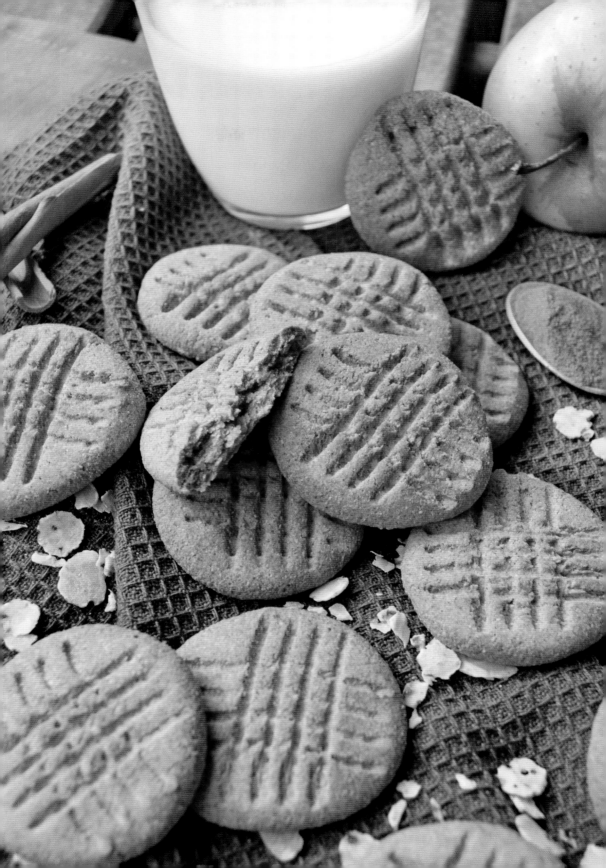

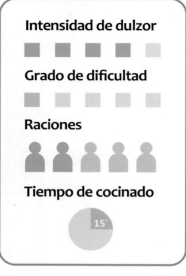

Intensidad de dulzor

Grado de dificultad

Raciones

Tiempo de cocinado

15'

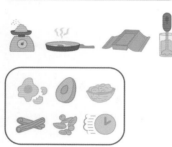

TORTITAS DE PLÁTANO

INGREDIENTES

2 plátanos

2 huevos

4 cucharadas de harina de almendra

1/2 cucharadita de jengibre en polvo

1/2 cucharadita de vainilla en polvo

ELABORACIÓN

1. Pela y trocea el plátano. Después tritura junto con el resto de ingredientes hasta conseguir una crema uniforme.

2. Pinta la sartén con aceite y agrega la mezcla formando circunferencias.

3. Cocina hasta que aparezcan burbujas en la superficie y después dale la vuelta para cocinar la otra cara.

Puedes utilizar esta misma receta para elaborar donetes express. Solo tienes que pintar el molde con aceite, rellenar con la masa y cocinar en el microondas durante 2 minutos y 30 segundos a máxima potencia.

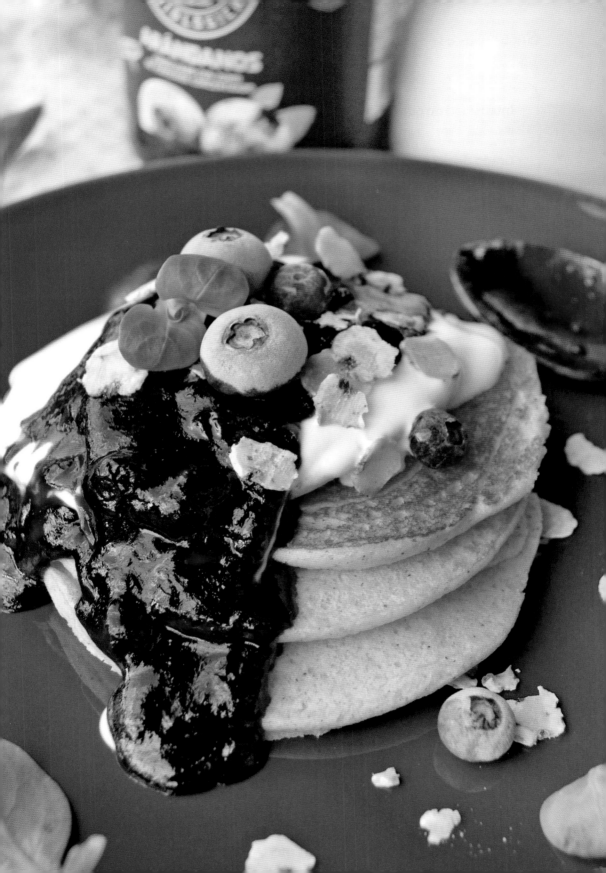

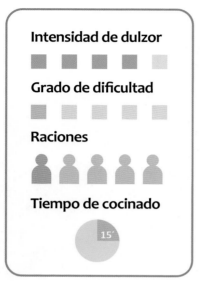

Intensidad de dulzor

Grado de dificultad

Raciones

Tiempo de cocinado

15'

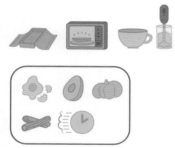

MUG CAKE DE ZANAHORIA

INGREDIENTES

2 zanahorias

1 manzana

1 huevo

1 pizca de canela de Ceilán

ELABORACIÓN

1. Pela y trocea las zanahorias y la manzana y cocínalos 4 minutos en el microondas.

2. Deja que se templen y después tritúralos con el huevo y la canela hasta conseguir una crema uniforme.

3. Pinta el tazón con un poco de aceite y rellénalo con la mezcla.

4. Después, cocina el postre durante 4 minutos en el microondas a máxima potencia y deja que se enfríe.

La forma óptima para consumir este dulce es dejar que se enfríe a temperatura ambiente y, después, refrigerar una o dos horas antes de desmoldar.

TRUCO: puedes cocinarlo por la noche para que se refrigere 12 horas y así disfrutarlo en el desayuno.

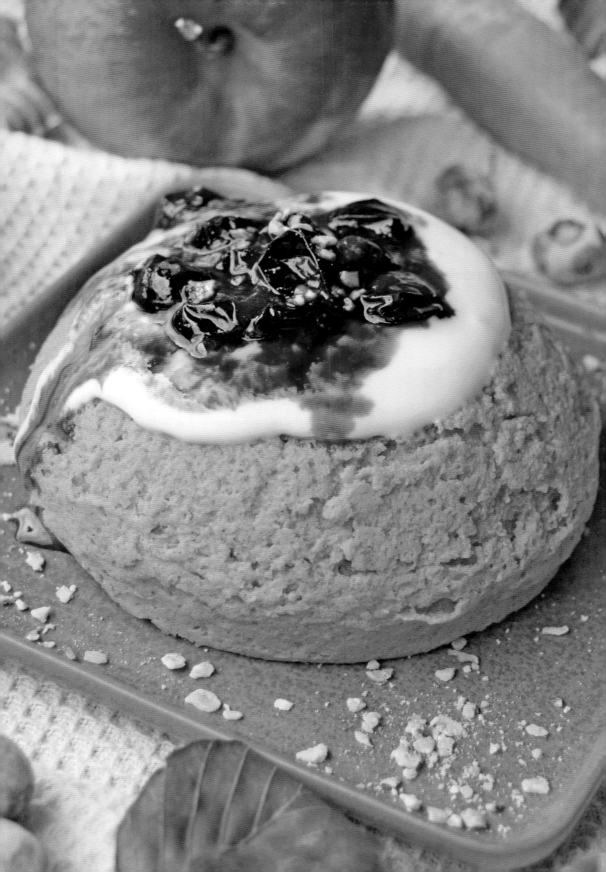

TRUFAS DE CHUFA

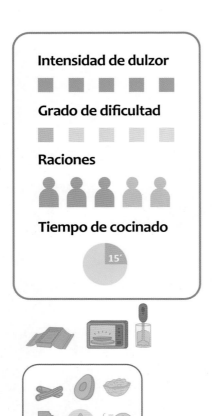

Intensidad de dulzor

Grado de dificultad

Raciones

Tiempo de cocinado

15'

INGREDIENTES

150 g de boniato

150 g de manzana

35 g de harina de chufa

15 g de aceite de coco

1 cucharada de algarroba en polvo

50 g de chocolate negro 85 % (cobertura)

ELABORACIÓN

1. Pela, corta y cocina al vapor la manzana y el boniato durante 6 minutos en el estuche de silicona.

2. Derrite el aceite de coco y tritura junto con el resto de los ingredientes hasta conseguir una mezcla uniforme.

3. Lleva la mezcla a un recipiente hermético con tapa y refrigérala durante 3 horas para que se compacte. Después forma bolitas de 3 cm de diámetro.

TRUCO: Congela las bolitas antes de bañarlas con chocolate para que resulte más sencillo hacer la cobertura.

4. Cúbrelas con chocolate fundido y para finalizar lleva las trufas a la nevera hasta que solidifique el chocolate.

Puedes sustituir la harina de chufa por almendra molida u otro fruto seco y en el caso de la manzana, puedes suprimirla y duplicar la cantidad de boniato.

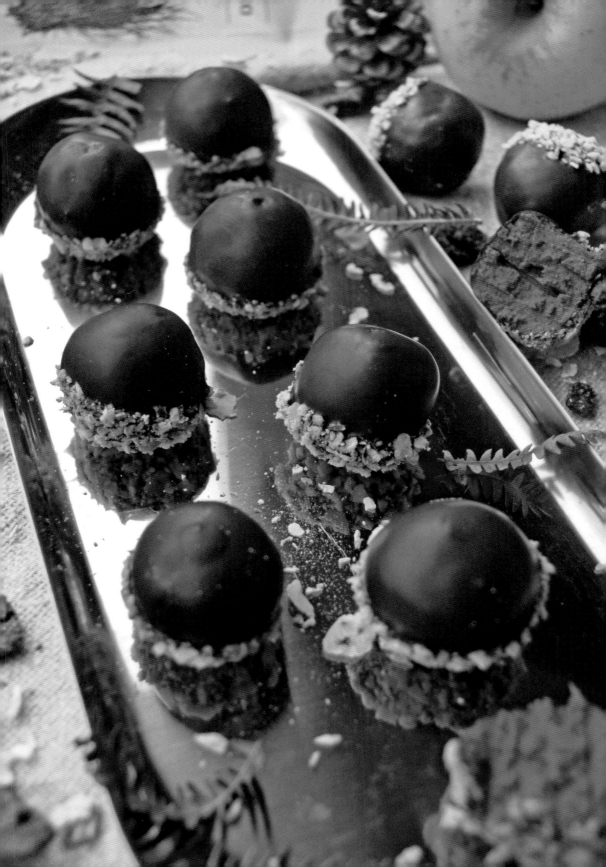

MUG CAKE DE CHIRIVÍA

Intensidad de dulzor

Grado de dificultad

Raciones

Tiempo de cocinado

15'

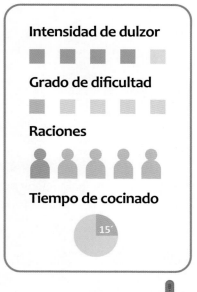

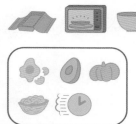

INGREDIENTES

100 g de chirivía

1 pera

1 huevo

1 cucharada de coco rallado

ELABORACIÓN

1. Pela y trocea en dados la chirivía y la pera y cocínalas 4 minutos en el microondas.

2. Deja que se templen y tritúralos después con el huevo y el coco hasta conseguir una crema uniforme.

3. Pinta el tazón con aceite y después rellénalo con la mezcla.

4. Cocina el postre 4 minutos en el microondas a máxima potencia y deja que se enfríe.

La forma óptima para consumirlo es dejar que se enfríe a temperatura ambiente y, después, refrigerar una o dos horas antes de desmoldar.

TRUCO: puedes cocinarlo por la noche para disfrutarlo en el desayuno.

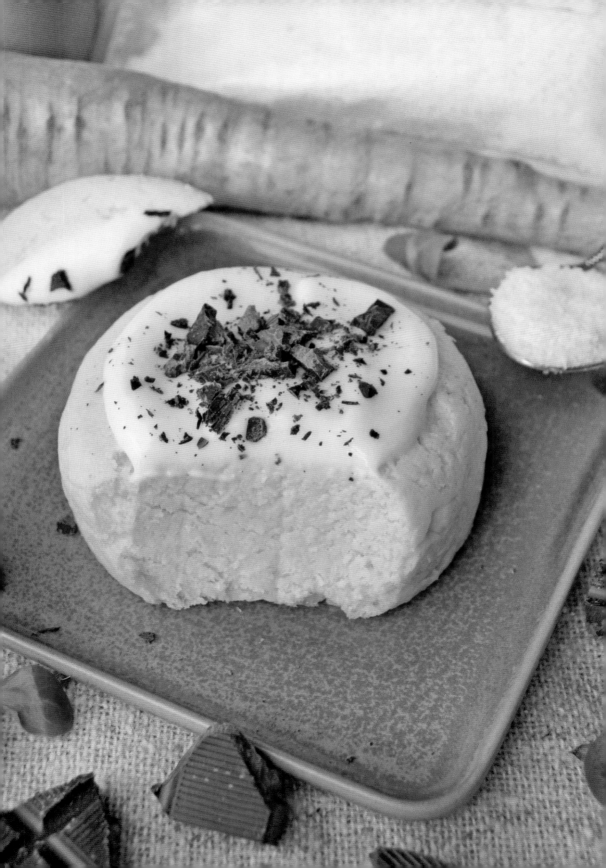

RED VELVET

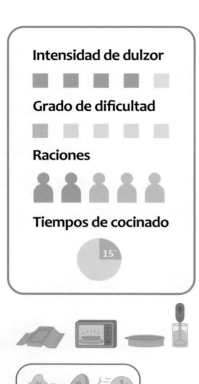

Intensidad de dulzor

Grado de dificultad

Raciones

Tiempos de cocinado

15´

INGREDIENTES

100 g de remolacha fresca

1 manzana

1 huevo

15 g de harina de boniato

20 g de harina de teff

1 cucharada de AOVE

1/2 cucharadita de vainilla en polvo

ELABORACIÓN

1. Pela y trocea la manzana retirando las semillas y cocínala en el microondas al vapor durante 4 minutos.

2. Pela la remolacha cruda y tritura junto con el resto de ingredientes.

3. Rellena el molde con la mezcla y cocina en el microondas durante 4 minutos.

4. Desmolda el postre y deja que se enfríe sobre una rejilla.

Para que este bizcocho luzca rojo intenso, es importante que la remolacha sea fresca, puesto que las variedades cocidas pierden betalín, el pigmento rojo característico de esta hortaliza.

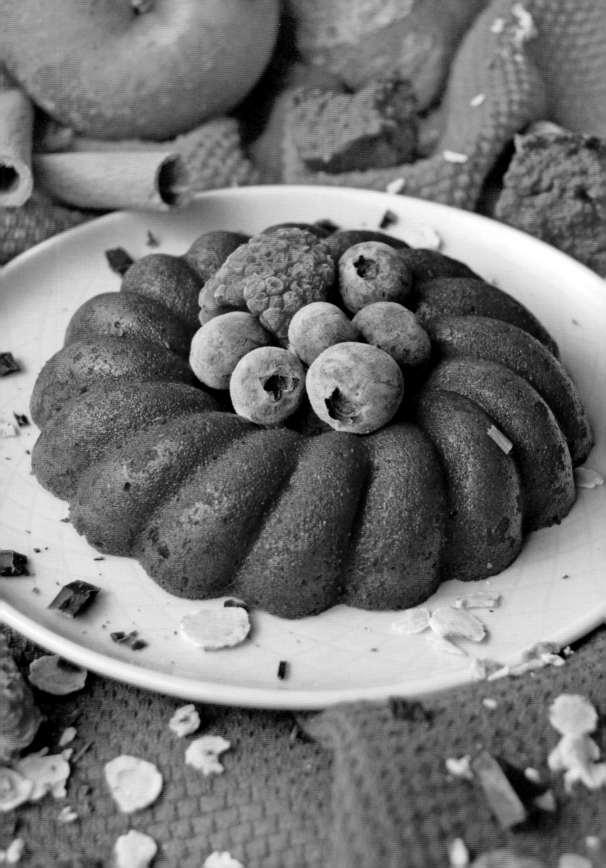

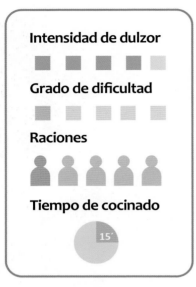

Intensidad de dulzor

Grado de dificultad

Raciones

Tiempo de cocinado

15'

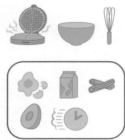

GOFRE DE BONIATO

INGREDIENTES

1 huevo

1 cucharada de harina de boniato

1 cucharada de ghee de cabra

1 cucharadita de algarroba en polvo

1/2 cucharadita de bicarbonato de sodio

1 chorrito de limón

ELABORACIÓN

1. Derrite el ghee y mézclalo con la algarroba, el huevo y la harina.

2. Activa el bicarbonato con el limón y agrégalo a la mezcla cuando adquiera una apariencia espumosa.

3. Pinta la gofrera con aceite, incorpora después la masa en el centro y cocina durante 1 minuto.

Posibles sustituciones: puedes utilizar cacao en polvo en lugar de algarroba en polvo, y jugo de limón en lugar de vinagre.

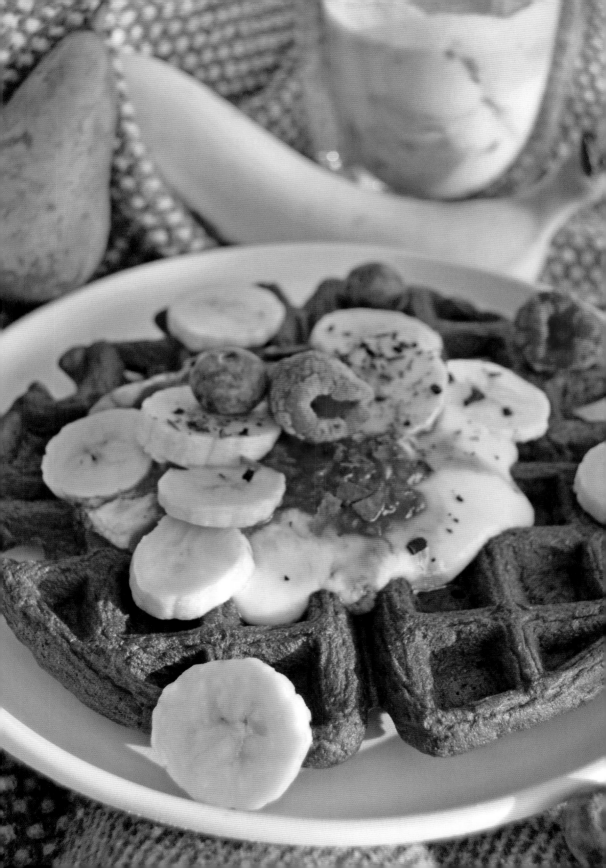

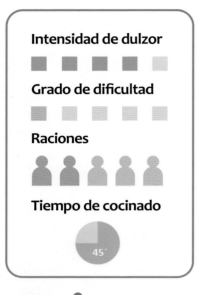

Intensidad de dulzor

Grado de dificultad

Raciones

Tiempo de cocinado

45´

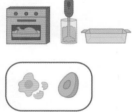

FLAN DE PLÁTANO

INGREDIENTES

2 plátanos

150 ml de leche o bebida vegetal

2 huevos

ELABORACIÓN

1. Tritura todos los ingredientes hasta conseguir una crema sin grumos.

2. Rellena el molde con la mezcla y cocina a 180 °C al baño maría en el horno durante 45 minutos. Para cocinar al baño maría, coloca en el horno un recipiente de un tamaño superior al contenedor del flan, llénalo de agua y, a continuación, coloca el molde del flan en el centro.

3. Deja enfriar en la nevera durante 2 horas para que termine de cuajar.

Añadiendo una cucharada de cacao, podrás hacer la versión chocolateada de este postre. Se recomienda degustarlo en frío.

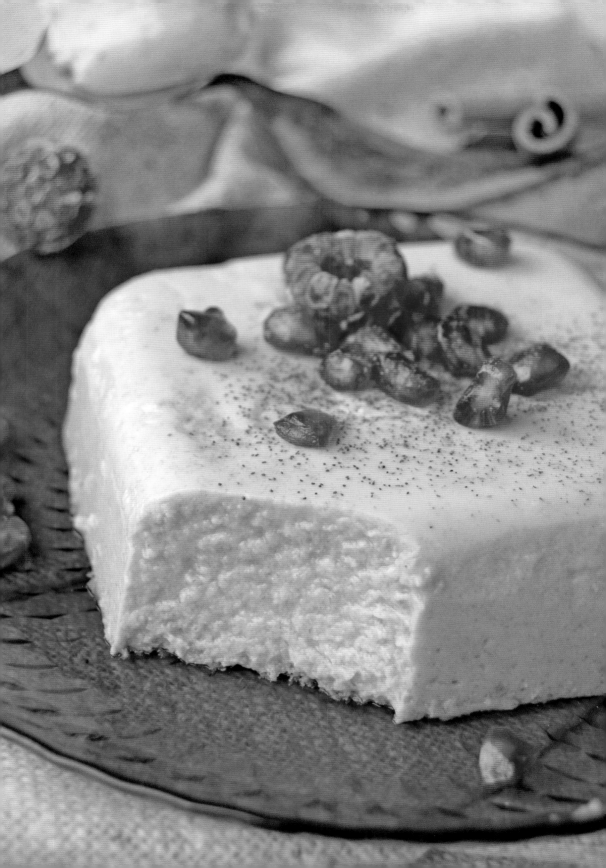

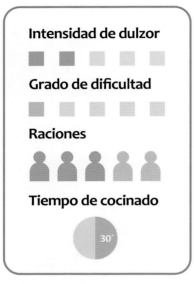

Intensidad de dulzor

Grado de dificultad

Raciones

Tiempo de cocinado

30'

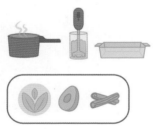

GELATINA DE PAPAYA

INGREDIENTES

1/2 papaya

Jugo de 1/2 limón

1/2 cucharadita de canela de Ceilán

4 g de agar-agar

100 ml de agua

ELABORACIÓN

1. Pela y trocea la papaya y agrega a un cazo junto con la canela, el agua y el limón.

2. Cocina a fuego medio con tapa 20 minutos.

3. Disuelve el agar-agar en 2 cucharadas de agua fría y lleva la mezcla al vaso batidor junto con el resto de ingredientes.

4. Tritura hasta conseguir una crema sin grumos y rellena los recipientes donde se vaya a servir el postre con la mezcla.

5. Refrigera en la nevera durante 3 horas para que se cuaje.

Para potenciar el dulzor de este postre, puedes añadir vainilla en rama durante el cocinado y retirarla antes de proceder al triturado.

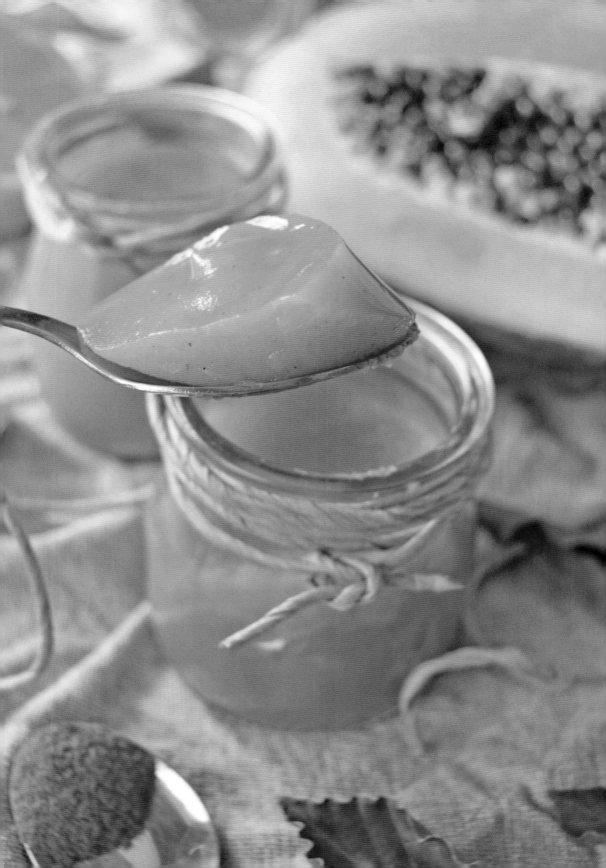

PASTEL DE COCO

Intensidad de dulzor

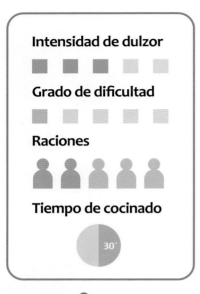

Grado de dificultad

Raciones

Tiempo de cocinado

30'

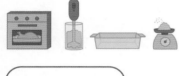

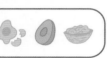

INGREDIENTES

250 g de yogur de coco

120 g de compota de manzana (pág. 186)

2 huevos

40 g de harina de coco

ELABORACIÓN

1. Mezcla y tritura los ingredientes hasta que se integren por completo.

2. Reparte la mezcla en un molde de vidrio pintado con aceite y hornea 30 minutos a 180 °C.

3. Deja que se temple y refrigera después una o dos horas antes de desmoldar.

La textura de este postre es similar a la de una *mousse*. Se recomienda acompañarla con una mermelada de *topping* para potenciar su dulzor.

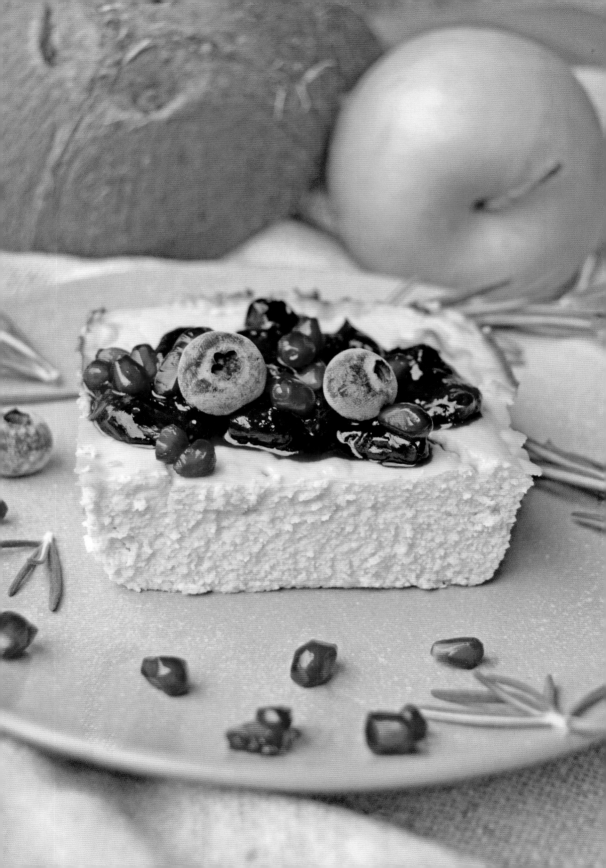

Intensidad de dulzor

■ ■ ■ ■ ■

Grado de dificultad

■ ■ ■ ■ ■

Raciones

Tiempo de cocinado

45'

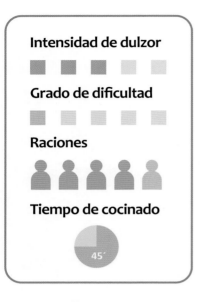

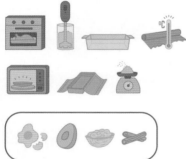

TARTA DE QUESO
(sin queso)

INGREDIENTES

250 g de yogur vegetal

2 huevos

2 manzanas

30 g de kuzu

25 ml de bebida vegetal

1 pizca de canela

ELABORACIÓN

1. Pela y cocina las manzanas al microondas en el estuche de vapor durante 4 minutos.

2. Disuelve el kuzu en la bebida vegetal.

3. Tritura los ingredientes hasta que consigas una textura homogénea.

4. Rellena el molde con la mezcla y hornea a 180 °C durante 45 minutos.

5. Deja enfriar en la nevera durante 3 horas.

Se recomienda consumir fría y acompañarla con una mermelada a modo de *topping* para potenciar su dulzor.

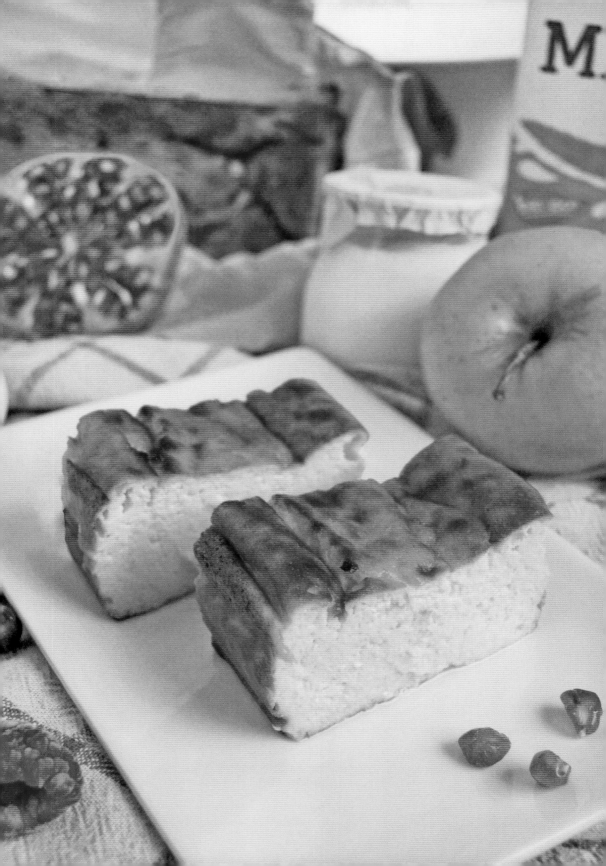

BIZCOCHO HÚMEDO

Intensidad de dulzor

Grado de dificultad

Raciones

Tiempo de cocinado

30'

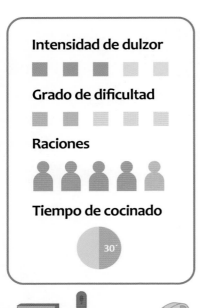

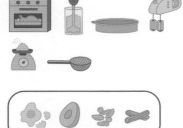

INGREDIENTES

30 g de harina de arroz integral

40 g de harina de avena sin gluten

3 huevos

1 pizca de canela de Ceilán

2 manzanas

4 cucharadas de AOVE

ELABORACIÓN

1. Pela, corta y cocina las manzanas al vapor hasta que se ablanden y tritúralas para conseguir una compota.

2. Separa las claras de las yemas y bate las claras a punto de nieve.

3. A continuación, integra las yemas, el aceite, la compota, la canela y las harinas tamizadas con movimientos envolventes hasta que se integren bien con las claras.

4. Hornea 30 min a 180 °C con calor arriba y abajo y ventilador.

Este bizcocho es una opción ideal para acompañar con leche o bebidas vegetales. Puedes consumirlo en frío o en caliente.

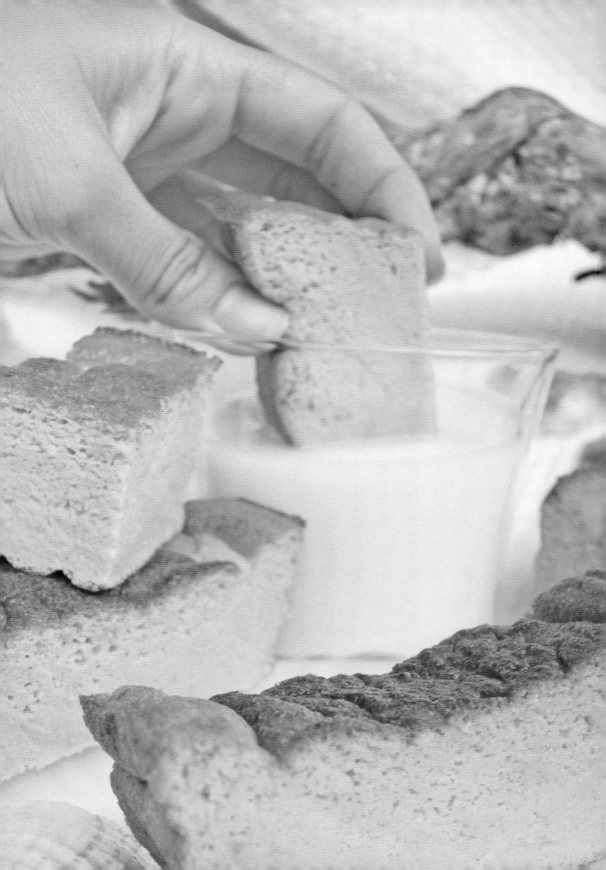

MUFFINS DE PLÁTANO Y QUINOA

Intensidad de dulzor

Grado de dificultad

Raciones

Tiempo de cocinado

30'

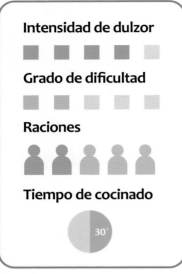

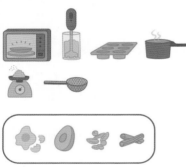

INGREDIENTES

1 plátano

30 g de quinoa en grano

1 huevo

1 cucharadita de algarroba (o cacao)

1 cucharadita de psyllium (o levadura)

ELABORACIÓN

1. Cuece la quinoa 10 minutos en un cazo con agua a fuego medio. Después, escurre los granos y reserva.

2. Tritura la quinoa con el huevo, el plátano, la algarroba y el psyllium hasta conseguir una textura cremosa.

3. Después pinta el molde con aceite y rellénalo con la mezcla.

4. Cocina durante 4 minutos a máxima potencia en el microondas y deja que se templen.

Si no dispones de un molde de muffins apto para microondas, puedes hornearlos 25 minutos a 180 °C con calor arriba y abajo.

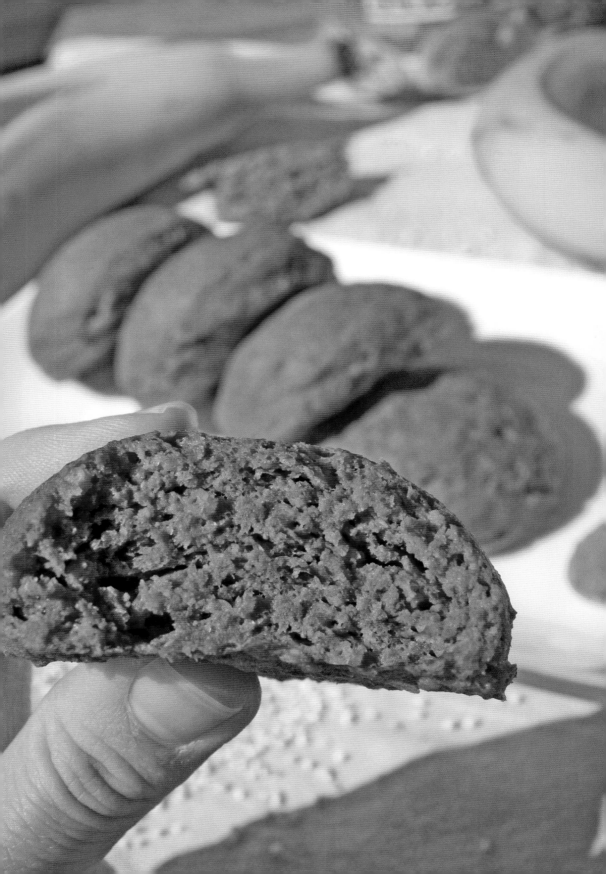

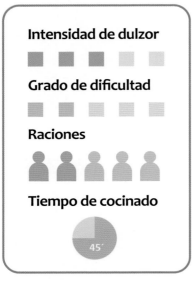

Intensidad de dulzor

Grado de dificultad

Raciones

Tiempo de cocinado

45'

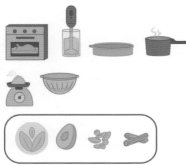

PASTEL DE ARÁNDANOS

INGREDIENTES

80 g de quinoa

120 g de compota de manzana (pág. 186)

1/2 cucharadita de canela

20 g de aceite de oliva virgen extra

100 g de arándanos

ELABORACIÓN

1. Cuece la quinoa 10 minutos en un cazo con agua a fuego medio. Después, escurre los granos y reserva.

2. Tritura la compota, la quinoa, la canela y el aceite hasta que se integren.

3. Después, agrega los arándanos mezclando con movimientos envolventes.

4. Rellena el molde con la mezcla y hornea 45 minutos a 180 °C con calor arriba y abajo.

Puedes sustituir la compota por un plátano machacado. En esta receta, será la fruta la que haga de unión para que no se desmigue el pastel.

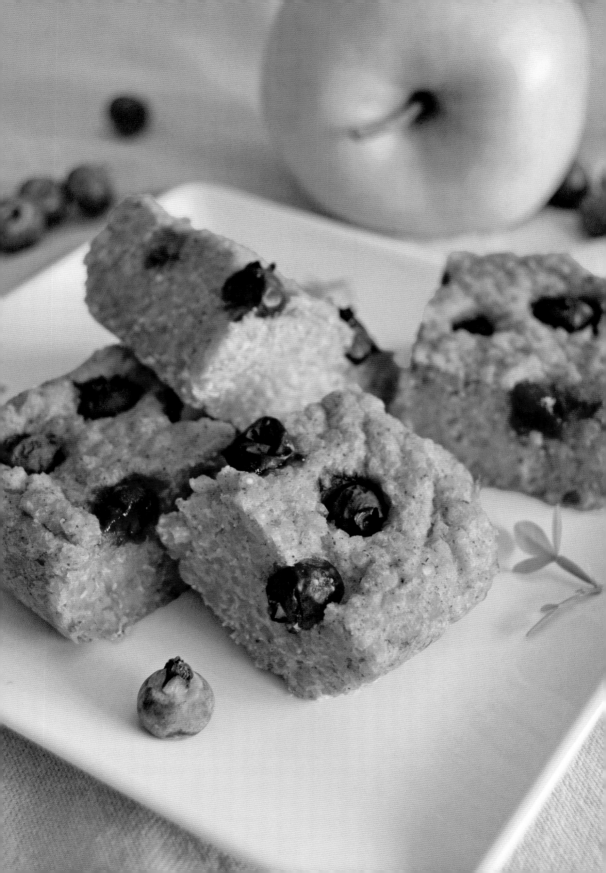

BIZCOCHO DE PLÁTANO

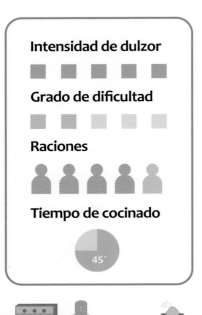

Intensidad de dulzor

Grado de dificultad

Raciones

Tiempo de cocinado

45'

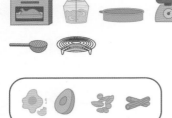

INGREDIENTES

2 huevos

2 plátanos

50 g de harina de mijo

20 g de harina de algarroba

40 g harina de arroz integral

½ cucharadita de vainilla en polvo

1 cucharadita de polvo de hornear

25 ml de aceite de oliva virgen extra

ELABORACIÓN

1. Tritura el plátano, los huevos y la vainilla.

2. En un bol, mezcla las harinas y el polvo de hornear. Después, incorpora los ingredientes húmedos con movimientos envolventes.

3. Pinta el molde con un chorrito de aceite y rellénalo con la mezcla.

4. Hornea durante 45 minutos a 160 °C con calor arriba y abajo.

Si quieres que el resultado sea más esponjoso, agrega un chorro de limón a la elaboración para potenciar el efecto del polvo de hornear.

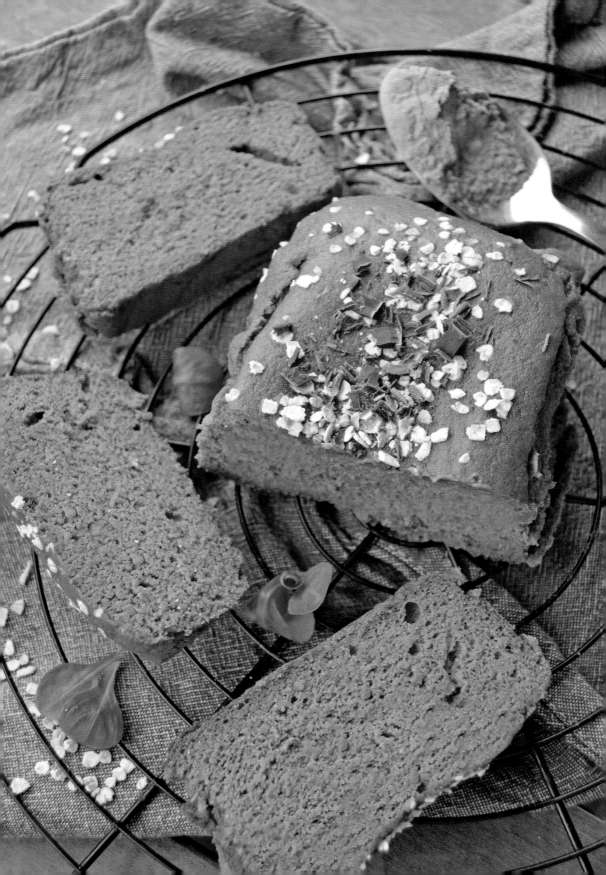

BIZCOCHO DE MANDARINA

Intensidad de dulzor

Grado de dificultad

Raciones

Tiempo de cocinado

30'

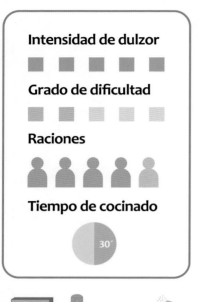

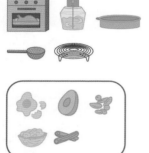

INGREDIENTES

2 huevos

2 mandarinas

60 g de harina de boniato

60 g de harina de mijo

15 g de aceite de coco

1/3 cucharadita de canela de Ceilán

1 cucharada de bicarbonato de sodio

Jugo de 1/3 limón

ELABORACIÓN

1. Pela las mandarinas y tritúralas después junto con el aceite de coco, las harinas, los huevos y la canela hasta conseguir una crema uniforme.

2. Activa el bicarbonato con el jugo de limón e incorpóralo a la masa integrándolo bien con movimientos envolventes.

3. Rellena el molde con la mezcla y hornea 25 minutos a 160 °C con calor arriba y abajo.

Para conseguir un resultado óptimo y que no se humedezca la base, deja que se enfríe sobre una rejilla.

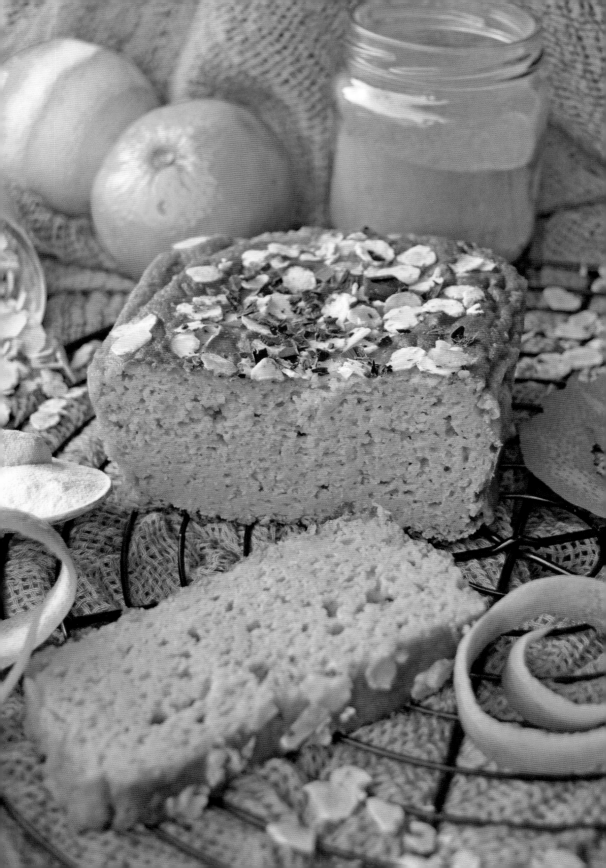

BIZCOCHO CEBRA

Intensidad de dulzor

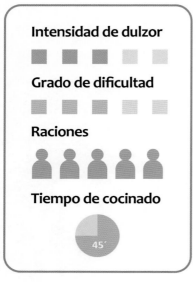

Grado de dificultad

Raciones

Tiempo de cocinado

45'

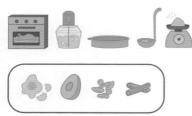

INGREDIENTES

2 peras

3 huevos

75 g de harina de mijo

25 g de harina de trigo sarraceno

20 g de aceite de oliva virgen extra

½ cucharadita de vainilla en polvo

½ cucharadita de bicarbonato de sodio

Jugo de 1/3 de limón

1 cucharada de cacao en polvo

ELABORACIÓN

1. Pela, corta y cocina la pera 6 minutos al vapor en el microondas.

2. Añade al vaso batidor la pera, los huevos, las harinas tamizadas, la vainilla y el aceite y tritúralos hasta que se integren bien.

3. Activa el bicarbonato con el jugo de limón y añadelo a la elaboración con movimientos envolventes.

4. Separa la masa en dos recipientes y añade cacao a uno de ellos. Remueve para que se integre por completo.

5. Rellena el molde intercalando ambas masas, es decir, un cazo del recipiente con cacao seguido de otro sin cacao, y así hasta agotar la cantidad de ambos recipientes.

6. Hornea durante 40 minutos a 160 °C con calor arriba y abajo.

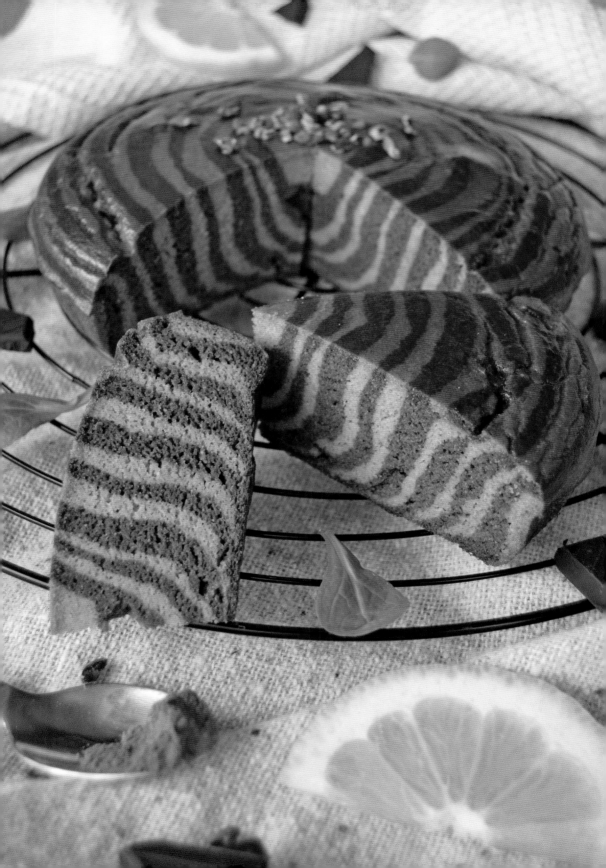

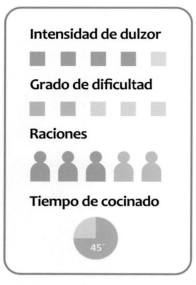

Intensidad de dulzor

Grado de dificultad

Raciones

Tiempo de cocinado

45´

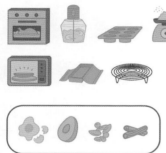

SOBAO DE CHUFA

INGREDIENTES

2 huevos

2 peras

50 g de harina de chufa

25 g de harina de teff

½ cucharadita de canela de Ceilán

20 g de aceite de oliva virgen extra

½ cucharadita de bicarbonato de sodio

Jugo de 1/3 de limón

ELABORACIÓN

1. Cocina al vapor la pera durante 5 minutos en el microondas y tritura junto a los huevos, la canela, el aceite y las harinas.

2. Activa el bicarbonato con el jugo de limón y añádelo a la elaboración con movimientos en círculo.

3. Pinta el molde con un poco de aceite y rellénalo con la mezcla.

4. Hornea durante 40 minutos a 160 °C con calor arriba y abajo y ventilador. Adorna al gusto y sirve.

Si llevas a cabo el horneado en la aerofreidora a 180 °C, estarán listos en solo 10 minutos y el resultado es aún más esponjoso.

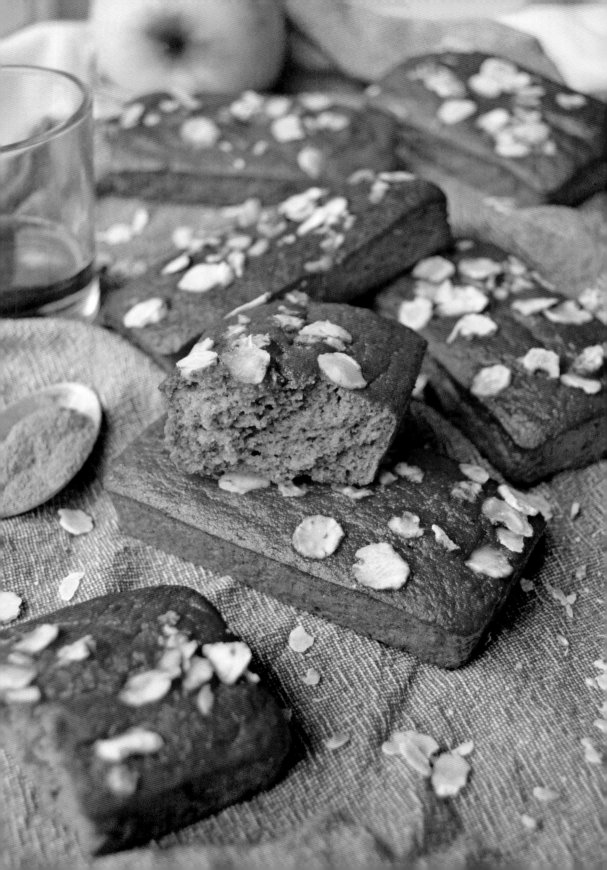

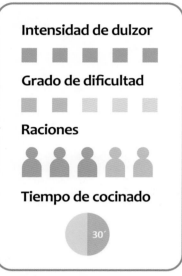

Intensidad de dulzor

Grado de dificultad

Raciones

Tiempo de cocinado

30'

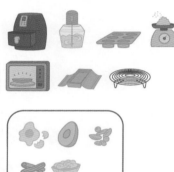

MAGDALENAS

INGREDIENTES

150 g de boniato

1 pera

1 cucharada de AOVE

2 huevos

10 g de harina de arroz

10 g de harina de castaña

1/3 de cucharadita de vainilla en polvo

ELABORACIÓN

1. En primer lugar, pela y trocea el boniato y la pera. Cocínalos durante 4 minutos en estuche de vapor al microondas.

2. Después, tritura todos los ingredientes hasta conseguir una crema uniforme.

3. Rellena los moldes de muffins con la masa y cocínalos en la aerofreidora durante 10 minutos a 160 °C, o 25 minutos en el horno.

4. Desmóldalos y deja que se enfríen sobre una rejilla antes de consumirlos.

En caso de no disponer de las harinas propuestas, puedes sustituirlas por harina de avena o almendra.

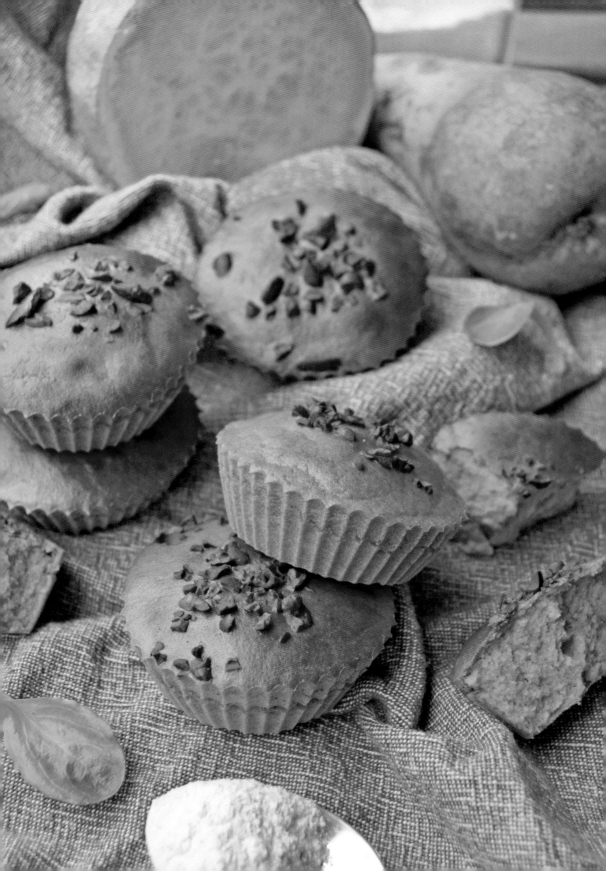

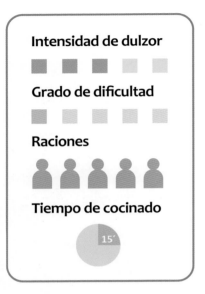

Intensidad de dulzor

■ ■ ■ □ □

Grado de dificultad

■ □ □ □ □

Raciones

Tiempo de cocinado

15'

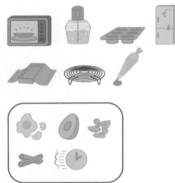

DONUT EXPRÉS

INGREDIENTES

2 manzanas

2 huevos

2 cucharadas de harina de trigo sarraceno

1/2 cucharadita de canela de Ceilán

ELABORACIÓN

1. Pela, corta y cocina la manzana 4 minutos en el estuche de silicona al microondas.

2. Tritura la manzana junto con el resto de ingredientes hasta conseguir una textura homogénea.

3. Pinta el molde con aceite y después rellénalo con la mezcla. Llévalos al microondas y cocínalos 2 minutos y 30 segundos.

4. Deja que se templen sobre una rejilla.

5. Cobertura opcional: utiliza chocolate negro igual o superios a 85 % para bañar los donuts y potenciar su dulzor. Deja que se solidifique el chocolate en la nevera.

TRUCO: utiliza una manga pastelera o una cuchara sopera para que te sea más sencillo rellenar el molde de donut. La masa queda un poco líquida.

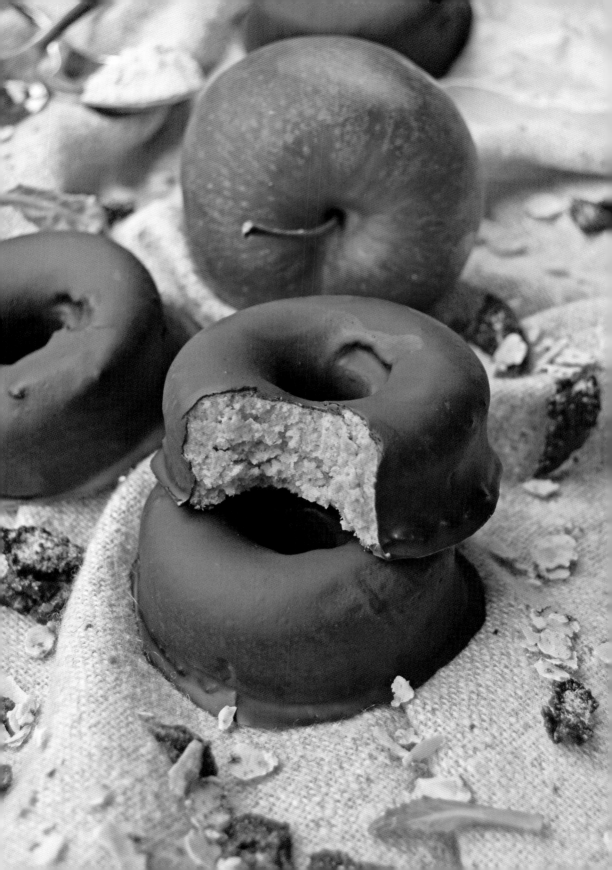

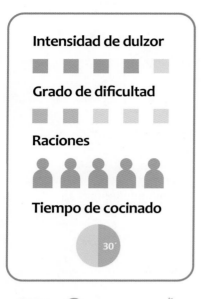

Intensidad de dulzor

Grado de dificultad

Raciones

Tiempo de cocinado

30'

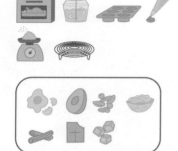

DONUT DE NARANJA

INGREDIENTES

2 huevos

1 naranja

60 g de harina de boniato

60 g de harina de mijo

15 g de aceite de coco

35 g de chocolate negro 85 %

1/3 cucharadita de vainilla en polvo

1 cucharada de bicarbonato de sodio

Jugo de 1/3 de limón

ELABORACIÓN

1. Derrite el aceite de coco y el chocolate; pela la naranja y tritúralos junto a las harinas, los huevos y la vainilla hasta conseguir una crema. Después, activa el bicarbonato con el limón e intégralo en la masa.

2. Pinta el molde de donuts con aceite y, con ayuda de una manga pastelera, reparte la masa en los orificios.

3. Hornea 20 minutos a 160 °C con ventilador y calor arriba y abajo.

La harina de boniato se utiliza como endulzante natural en esta receta, por lo que, en caso de sustituirla, podría afectar al sabor del postre.

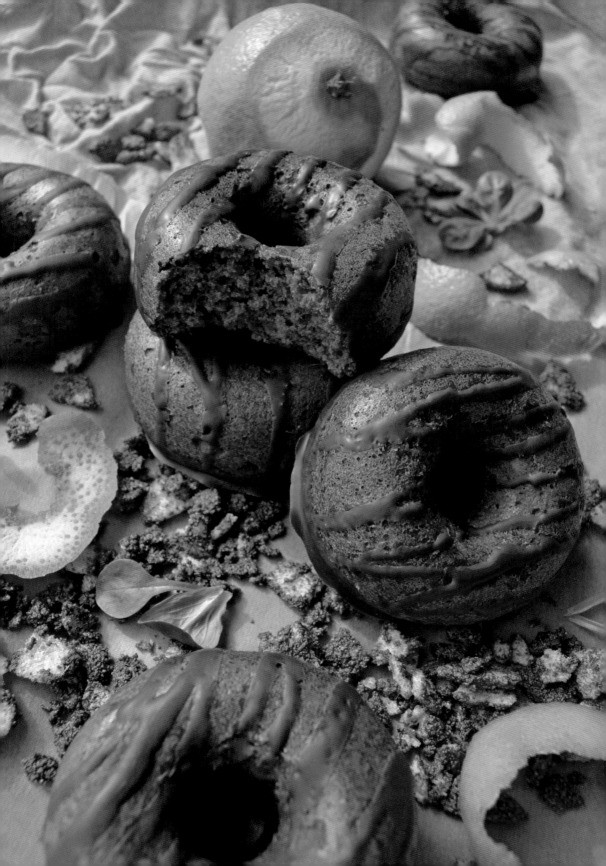

DONETES DE BONIATO

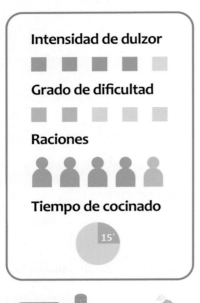

Intensidad de dulzor

Grado de dificultad

Raciones

Tiempo de cocinado

15'

INGREDIENTES

200 g de boniato cocido

100 g de compota de manzana (pág. 186)

50 g de harina de chufa

50 g de harina de mijo

100 ml de agua

1 cucharada de AOVE

1 cucharadita de bicarbonato de sodio

Jugo de 1/3 limón

1/3 cucharadita de vainilla en polvo

ELABORACIÓN

1. Tritura la compota de manzana junto con el boniato, las harinas, el agua, el aceite y la vainilla.

2. Activa el bicarbonato con el jugo de limón y añádelo a la mezcla.

3. Reparte la mezcla en moldes para donuts y cocínalos 8 minutos a máxima potencia en el microondas.

Sustituciones posibles: la harina de chufa por harina de almendra o coco (reduciendo la cantidad de esta última a 25 g), y la harina de mijo por avena o teff.

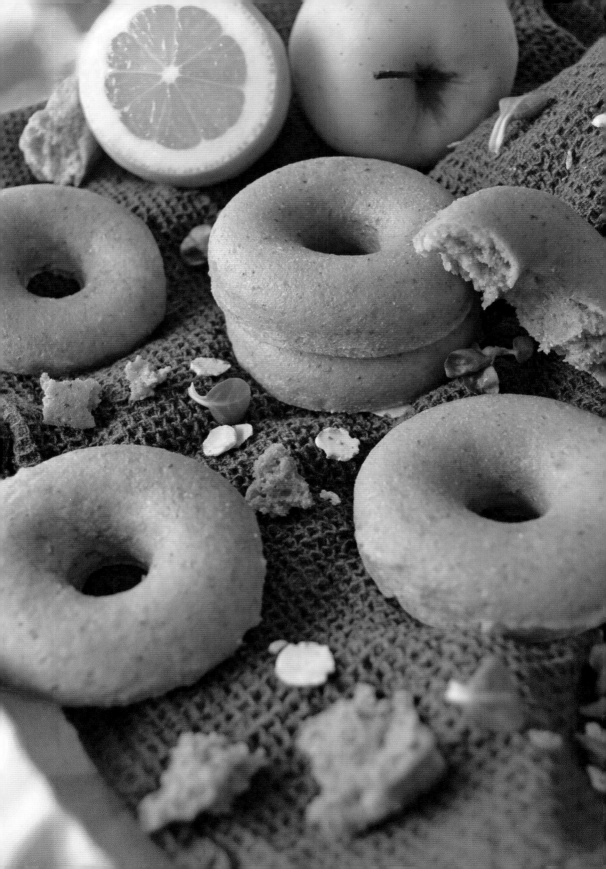

BROWNIE DE BONIATO

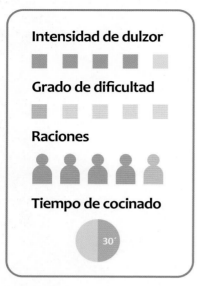

Intensidad de dulzor

Grado de dificultad

Raciones

Tiempo de cocinado

30'

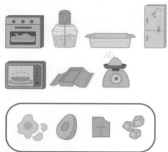

INGREDIENTES

200 g de boniato

1 manzana

2 huevos

50 g de chocolate negro 85 %

ELABORACIÓN

1. Pela, corta y cocina al vapor en el estuche de silicona el boniato y la manzana 6 minutos en el microondas.

2. Derrite el chocolate y tritúralo después junto con el resto de ingredientes hasta conseguir una crema homogénea.

3. Coloca papel de horno para cubrir el molde y rellénalo con la mezcla.

4. Hornea 20 minutos a 160 °C con calor arriba y abajo y dejar que se temple.

Si refrigeras el postre en la nevera durante 3 horas, se solidificará y será más fácil de desmoldar y servir.

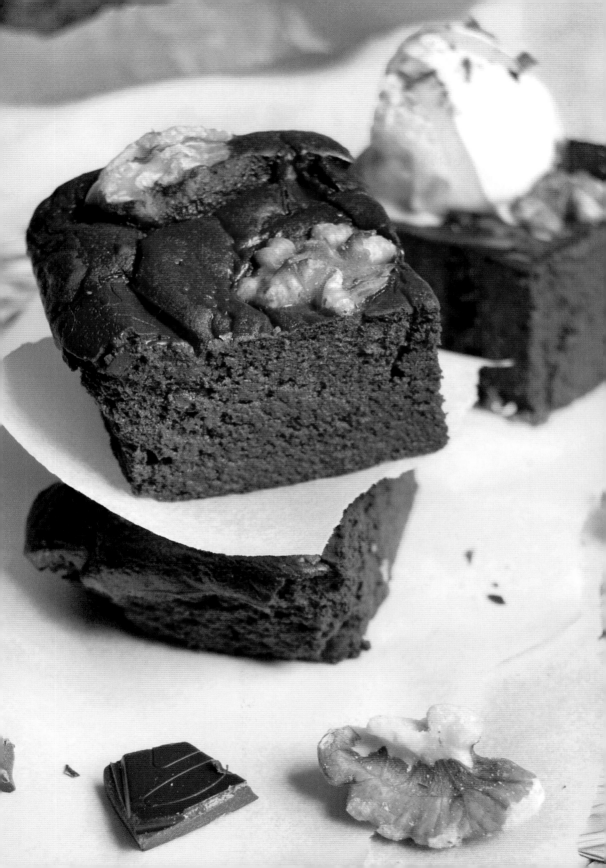

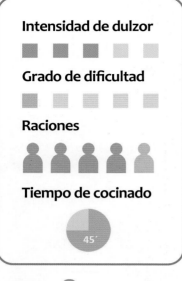

Intensidad de dulzor

Grado de dificultad

Raciones

Tiempo de cocinado

45'

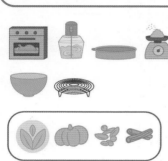

BROWNIE DE CALABAZA

INGREDIENTES

200 g de puré de calabaza

50 g de harina de teff

30 g de harina de arroz

15 g de cacao en polvo sin azúcar

25 ml de AOVE

2 huevos de chia

1 pizca de sal

ELABORACIÓN

1. Hidrata la chía molida en 6 cucharadas de agua y deja reposar 15 minutos para formar el huevo de chía.

2. Pasado el tiempo, tritura junto con el resto de ingredientes hasta conseguir una textura uniforme y rellena el molde con la mezcla.

3. Hornea durante 40 minutos a 180 °C con calor arriba y abajo. Después, deja que se enfríe sobre una rejilla.

Puedes utilizar 1 cucharada de harina de algarroba, harina de boniato, eritritol o azúcar de coco para potenciar el dulzor del postre.

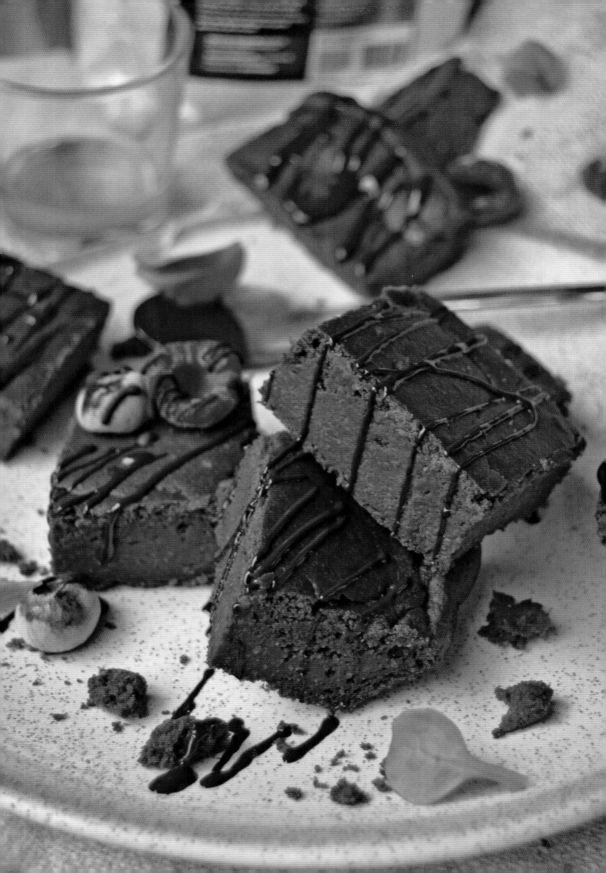

BUDÍN DE LIMÓN

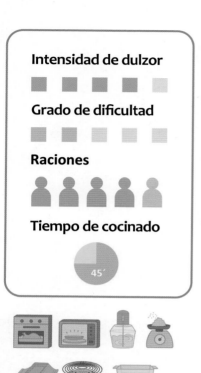

Intensidad de dulzor

Grado de dificultad

Raciones

Tiempo de cocinado

45'

INGREDIENTES

300 g de pera

Jugo de 1/3 de limón

50 g de harina de boniato

50 g de harina de teff

15 g de aceite de oliva virgen extra

1/2 cucharadita de bicarbonato de sodio

150 ml de bebida vegetal

ELABORACIÓN

1. Pela, trocea y cocina la pera 4 minutos en el estuche de vapor al microondas.

2. Tritura la pera cocinada junto con el resto de ingredientes hasta conseguir una textura cremosa y rellena el molde con la mezcla.

3. Hornea el postre con calor arriba y abajo a 180 °C durante 40 minutos.

4. Después, retíralo del horno y deja que se enfríe sobre una rejilla.

Puedes sustituir la harina de boniato por harina de castaña, ya que ambas tienen un dulzor muy característico que potenciará el sabor de la receta.

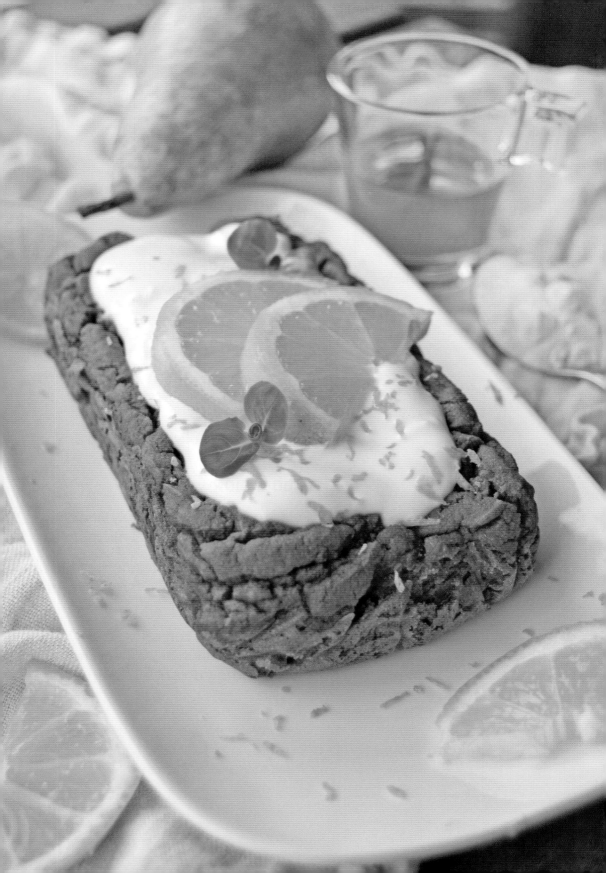

TARTA DE CALABAZA

Intensidad de dulzor

Grado de dificultad

Raciones

Tiempos de cocinado

45´

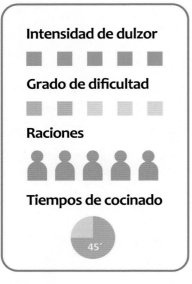

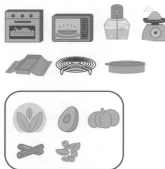

INGREDIENTES

200 g de calabaza

200 g de pera

80 g de harina de boniato

50 g de harina de arroz integral

1 cucharadita de psyllium

1 cucharadita de canela

1/2 cucharadita de bicarbonato

Jugo de 1/3 de limón

150 ml bebida vegetal

50 g de aceite de oliva virgen extra

ELABORACIÓN

1. Pela, trocea y cocina la pera y la calabaza 6 minutos en la vaporera al microondas.

2. Tritura todos los ingredientes hasta conseguir una textura uniforme y rellena el molde con la mezcla.

3. Hornea a 180 °C con calor arriba y abajo durante 40 minutos. Después, retira la tarta del horno y deja que se enfríe sobre una rejilla.

A modo de *frosting*, puedes utilizar la nata de coco (receta de la página 190) y espolvorear la superficie con canela de Ceilán.

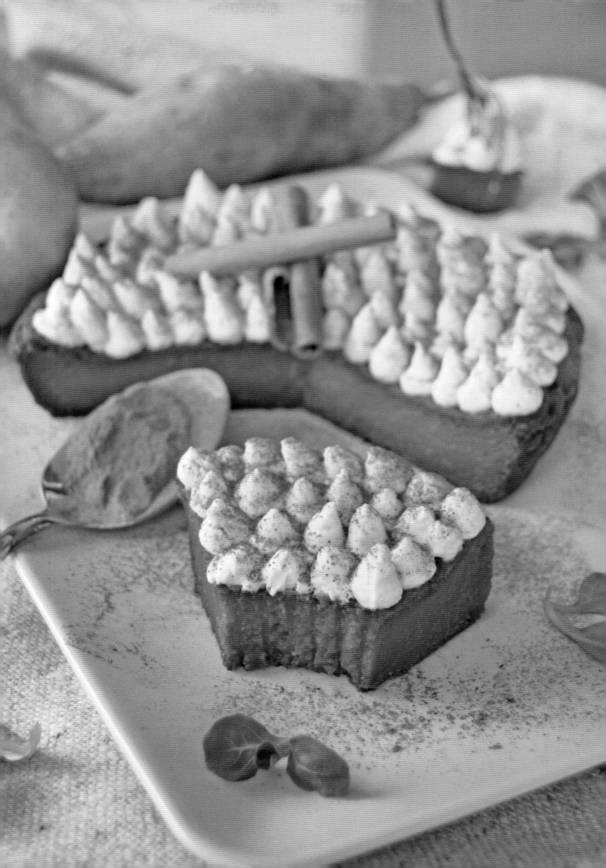

CARROT CAKE

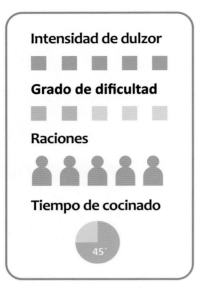

Intensidad de dulzor

Grado de dificultad

Raciones

Tiempo de cocinado

45'

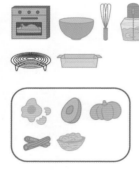

INGREDIENTES

5 huevos

400 g de plátanos maduros

300 g de zanahoria rallada en crudo

80 g de harina de coco

1/2 cucharadita de canela

1/2 cucharadita de bicarbonato

Jugo de 1/3 de limón

1 pizca de sal

ELABORACIÓN

1. Tritura el plátano y mézclalo con la ayuda de una varilla con la harina, los huevos, la canela, la sal y la zanahoria.

2. Activa el bicarbonato con el limón y añádelo a la masa con movimientos envolventes.

3. Pinta el molde con aceite, o coloca papel de horno en la base, y rellénalo con la mezcla.

4. Hornea a 180 °C con calor arriba y abajo durante 40 minutos y, después, deja que se temple.

Puedes cortar a la mitad el bizcocho y rellenarlo con nata de coco (receta en la página 190) a modo de *frosting*.

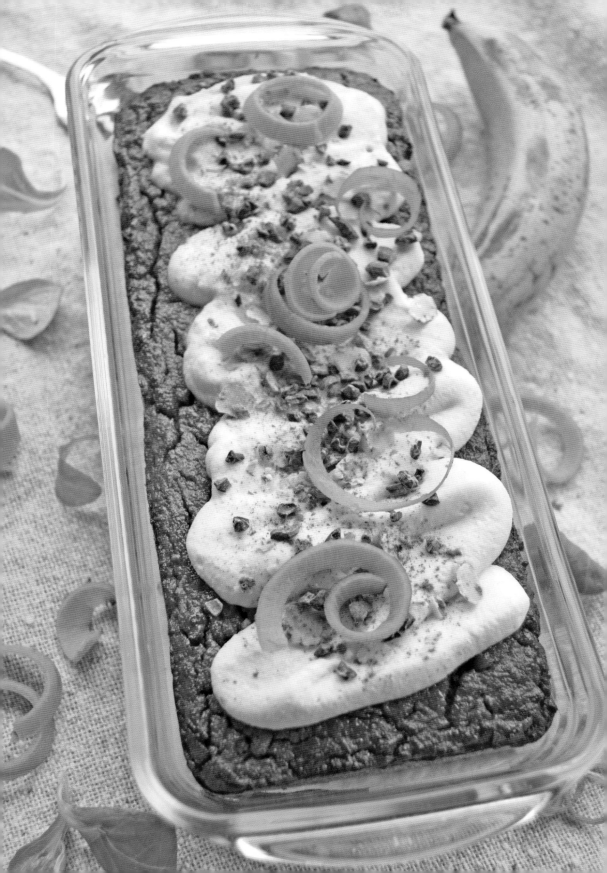

TORRIJAS

Intensidad de dulzor

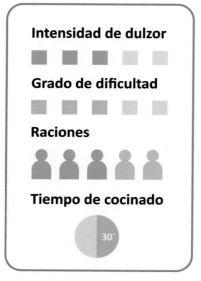

Grado de dificultad

Raciones

Tiempo de cocinado

30'

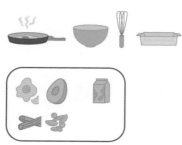

INGREDIENTES

400 ml de leche o bebida vegetal

8 rebanadas de pan sin gluten o bizcocho*

1/2 cucharadita de vainilla en polvo

1/2 cucharadita de canela de Ceilán

Piel de medio limón

1 huevo

2 cucharadas de ghee de cabra

ELABORACIÓN

1. Calienta la bebida vegetal en un cazo y agrega la piel del limón, la vainilla y la canela. Cocina a fuego medio durante 10 minutos.

2. Coloca las rebanadas de pan o bizcocho en un recipiente rectangular con profundidad suficiente para poder cubrirlas con líquido.

3. Baña las rebanadas con la leche o bebida vegetal infusionada previamente y déjalas en remojo 15 minutos.

4. Bate el huevo y baña en él las torrijas.

5. Calienta una sartén con ghee o aceite de coco y cocina las torrijas vuelta y vuelta.

*Los bizcochos que mejor se adaptan a las necesidades de esta receta son los sobaos de chufa (pág. 246) y el bizcocho de mandarina (pág. 242).

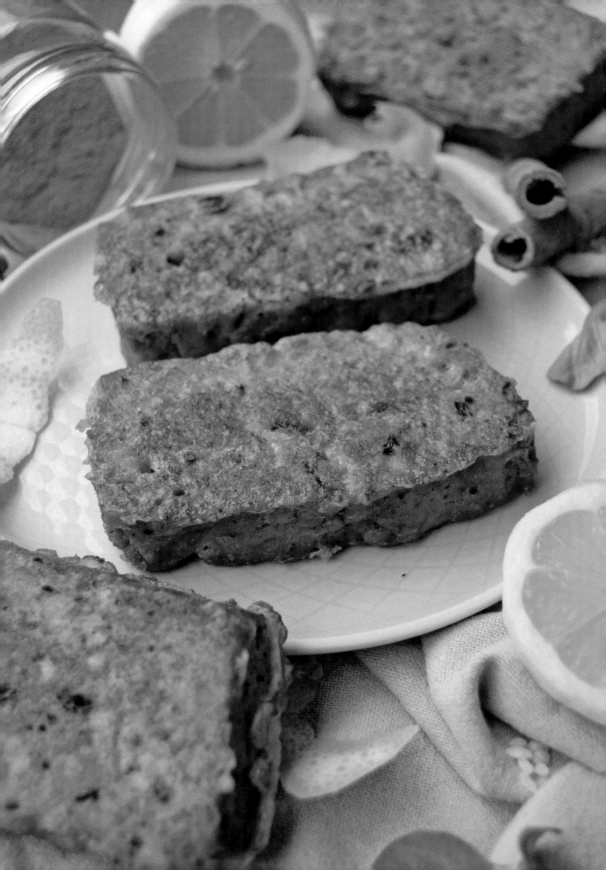

TRENZA DE YUCA

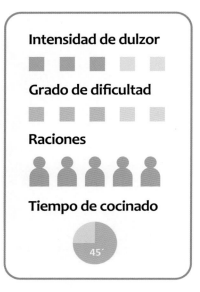

Intensidad de dulzor

Grado de dificultad

Raciones

Tiempo de cocinado

45'

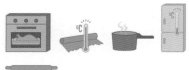

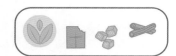

INGREDIENTES

Masa de yuca (receta en la pág. 148)

100 g de chocolate negro 85 %

1 pizca de canela de Ceilán

2 cucharadas de AOVE

ELABORACIÓN

1. Estira la masa de yuca entre dos láminas de papel de horno hasta conseguir una base fina, cual hojaldre. Para conseguir una forma rectangular, corta las esquinas.

2. Derrite el chocolate y repártelo sobre la base de yuca dejando libre un perímetro de 1.5 cm aproximadamente.

3. Enrolla la lámina sobre sí misma, formando una espiral, y deja que se enfríe en la nevera 15 minutos para que se compacte el relleno.

4. Corta la espiral de yuca por la mitad en sentido horizontal y forma una trenza con ambas mitades.

5. Pinta la superficie con aceite, espolvorea con canela y hornea con calor arriba y abajo durante 30 minutos a 180 °C.

Vigila el horneado para que no se queme el chocolate. Si se dora de más, cambia el foco de calor para que se emita únicamente desde abajo.

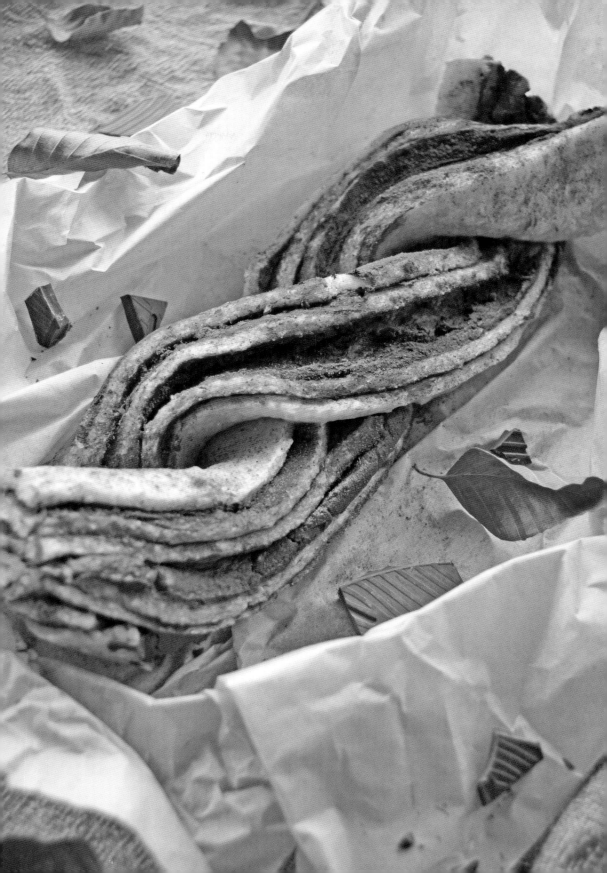

CROISSANT CRUJIENTE

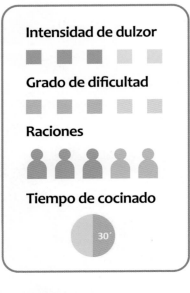

Intensidad de dulzor

Grado de dificultad

Raciones

Tiempo de cocinado

30'

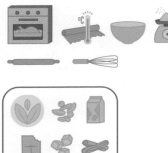

INGREDIENTES

225 g de almidón de tapioca

100 g harina de arroz integral

20 g de harina de chufa

30 g de ghee

125 g de yogur de cabra

100 ml de leche o bebida vegetal

1 cucharadita de polvo de hornear

1/2 cucharadita de canela de Ceilán

1 pizca de sal

ELABORACIÓN

1. Mezcla en un bol todos los ingredientes secos. Después, derrite el ghee y añádelo a la mezcla junto con el resto de ingredientes húmedos.

2. Amasa hasta que la mezcla sea manejable y estírala entre dos láminas de papel de horno hasta conseguir una base circular fina, cual hojaldre.

3. A continuación, divide la masa haciendo cortes diagonales en ambas direcciones para que formen pequeños triángulos.

4. Coloca trocitos de chocolate centrados en la parte ancha de cada triángulo y enrolla después la base sobre sí misma, dando forma de cruasán.

5. Píntalos con ghee, espolvorea con canela y hornea a 160 °C durante 25 minutos.

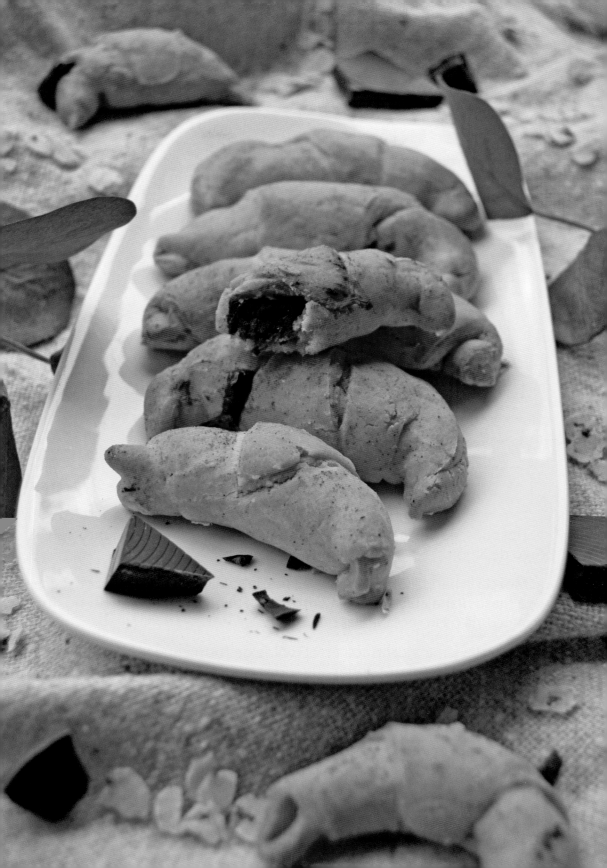

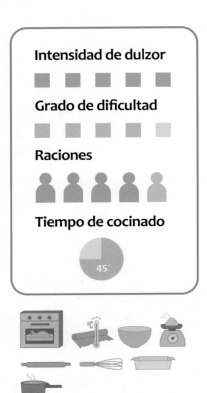

Intensidad de dulzor

Grado de dificultad

Raciones

Tiempo de cocinado

45´

PASTEL DE CEREZA

INGREDIENTES

80 g de harina de trigo sarraceno

25 g de almidón de tapioca

25 g de aceite de coco

1/2 cucharadita de vainilla en polvo

1 pizca de sal

40 ml de agua

280 g de cerezas

125 g de arándanos

Jugo de 1/2 limón

ELABORACIÓN

1. Lava los arándanos, las cerezas y retira el hueso de estas últimas.

2. Después, cocínalas 10 minutos a fuego medio en un cazo junto con el jugo de limón.

3. Mezcla la harina, el almidón, el aceite, la vainilla y la sal hasta conseguir una masa manejable y estírala entre dos láminas de papel de horno, formando una base rectangular de 1 mm de grosor.

4. Coloca la lámina centrada en el molde de forma que sobresalga masa por los laterales (dimensiones sugeridas para el molde: 20 cm x 7 cm).

5. Rellena con la mermelada, sin sobrepasar la altura de la base, y cubre el relleno con la masa sobrante de los laterales.

6. Fusiona las uniones, presionando con un tenedor, y hornea 30 minutos a 180 °C. Después, deja que se compacte durante al menos 2 horas en la nevera.

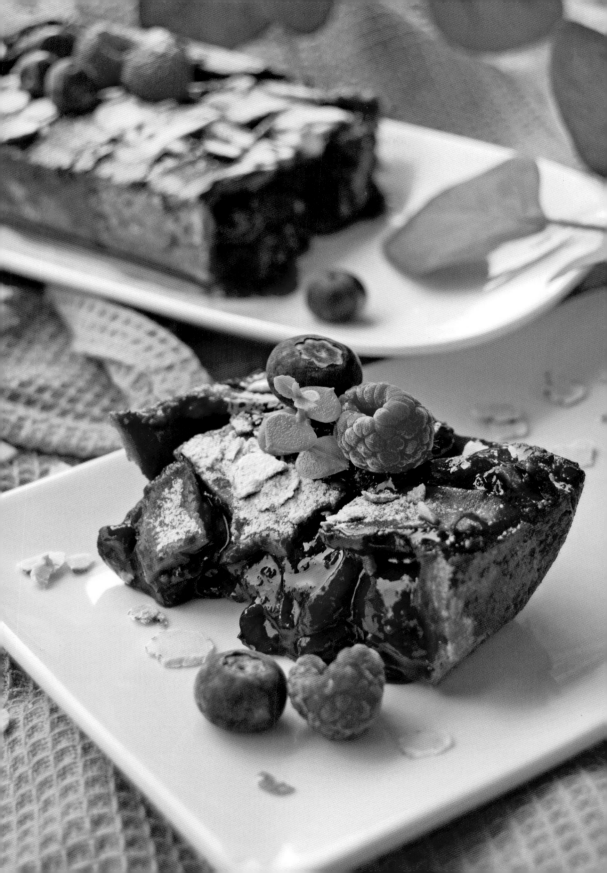

CANASTILLAS DE CHUFA

Intensidad de dulzor

Grado de dificultad

Raciones

Tiempo de cocinado

30′

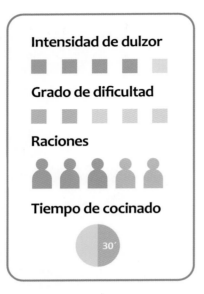

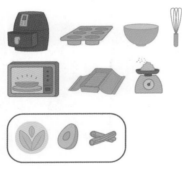

INGREDIENTES

40 g de harina de chufa

30 g de harina de boniato

1 manzana

1 cucharada de lino dorado molido

1 pizca de vainilla en polvo

ELABORACIÓN

1. Mezcla 1 cucharada de lino dorado molido con 3 cucharadas de agua y deja reposar la mezcla 15 minutos.

2. Pela y trocea la fruta y cocínala 4 minutos al vapor en el microondas. Después, tritúrala hasta conseguir una compota.

3. Mezcla todos los ingredientes hasta que consigas una masa manejable.

4. Separa la masa en 5 bolas del mismo tamaño, pinta el molde para muffins con aceite y aplástalas sobre la base hasta cubrir toda la superficie.

6. Hornea 10 minutos a 160 °C en aerofreidora.

Puedes rellenar las canastillas con cualquiera de las cremas o mermeladas que encontrarás en el apartado de recetas de este libro.

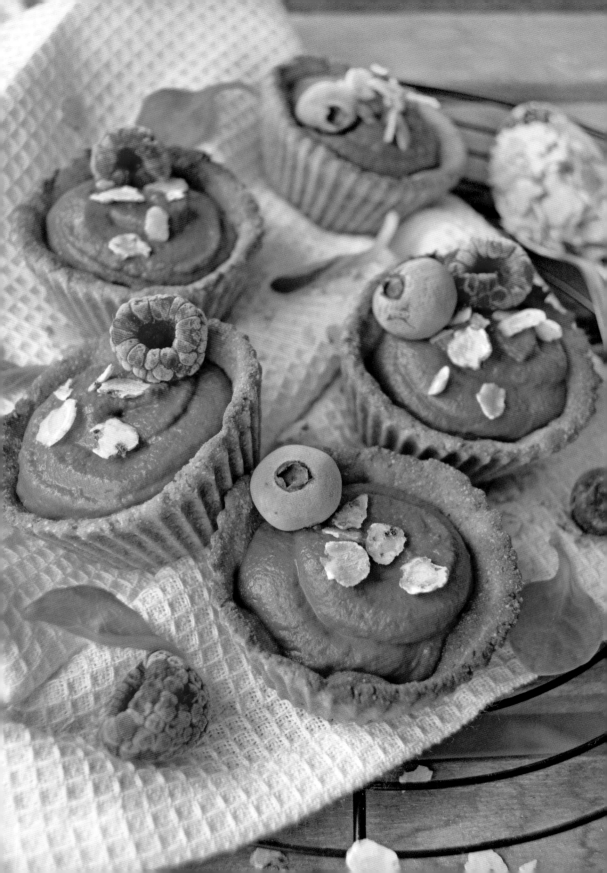

BOMBÓN DE CALABAZA

Intensidad de dulzor

Grado de dificultad

Raciones

Tiempo de cocinado

15'

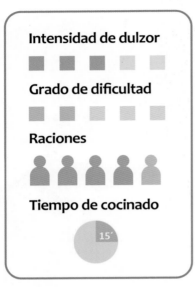

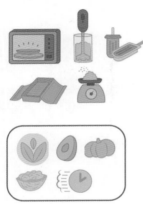

INGREDIENTES

200 g de calabaza

1 manzana

Cobertura opcional:

75 g de chocolate negro 85 %
Frutos secos o chufa laminada

ELABORACIÓN

1. Pela, trocea y cocina la calabaza y la manzana 6 minutos en el microondas con el estuche de vapor y, después, tritúralos hasta conseguir una textura uniforme.

2. Rellena los moldes de helado con la crema y llévalos al congelador durante 3 horas.

3. Desmolda los helados mientras derrites el chocolate. Después, mezcla el chocolate con los *toppings* y baña los helados.

La cobertura se endurecerá al instante por el contraste de temperatura, por lo que tendrás que extender el chocolate con rapidez.

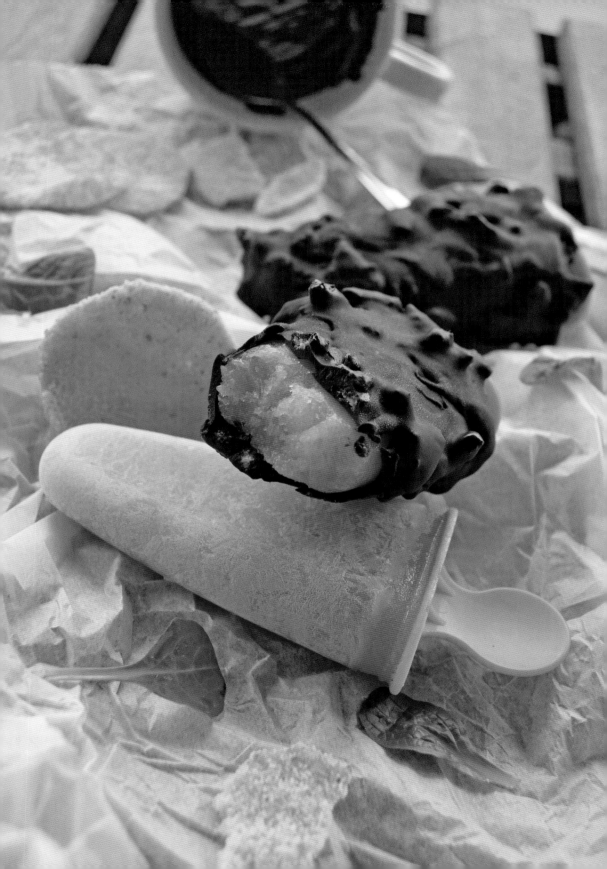

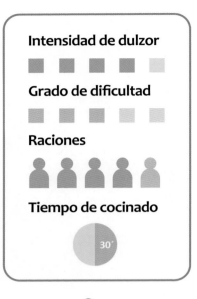

Intensidad de dulzor

Grado de dificultad

Raciones

Tiempo de cocinado

30'

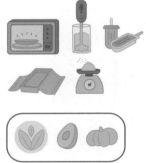

HELADO TROPICAL

INGREDIENTES

125 g de arándanos

200 g de manzana

200 g de mango

ELABORACIÓN

1. Coloca los arándanos en un vaso o bol alto y cocínalos en el microondas 2 minutos o hasta conseguir una textura de mermelada. Después, reserva.

2. Pela y corta en dados la manzana junto con el mango y cocínalos en el microondas 6 minutos. Después, tritura ambas frutas por separado para obtener las diferentes capas de color.

3. Rellena el molde de helado por tandas en el orden indicado: primero, los arándanos; después, la manzana, y, por último, el mango.

4. Llévalos al congelador 4 horas.

Puedes utilizar otras frutas para diseñar tu helado al gusto, pero debes tener en cuenta que la textura y humedad de estas sean similares.

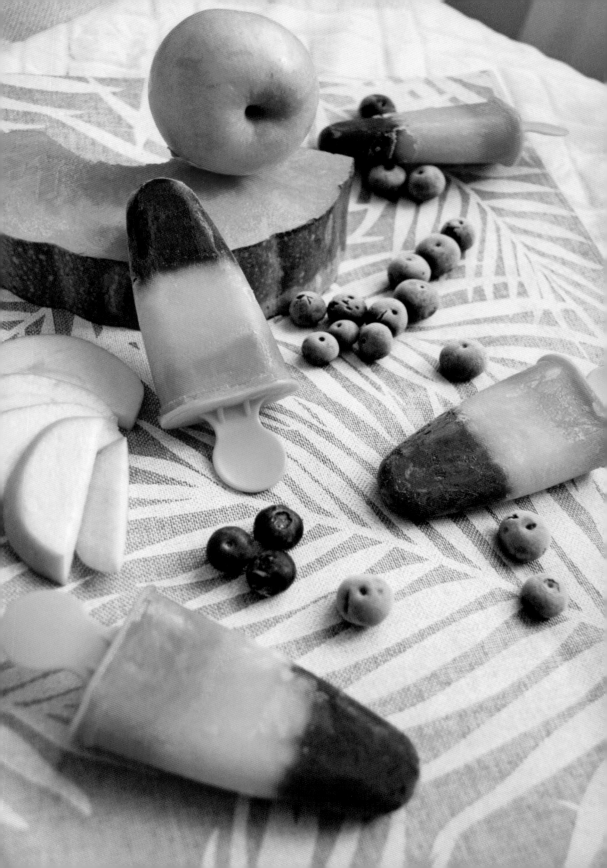

TRONCO DE CALABAZA

Intensidad de dulzor

Grado de dificultad

Raciones

Tiempo de cocinado

45'

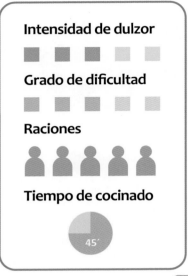

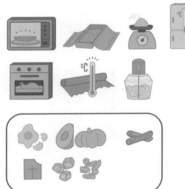

INGREDIENTES

200 g de calabaza

1 manzana

3 huevos

50 g de harina de trigo sarraceno

1 cucharada de psyllium

1/2 cucharadita de bicarbonato de sodio

1/2 cucharadita de canela de Ceilán

Relleno:

Crema de chocolate (pág. 182) o nata de coco (pág. 190)

Cobertura:

50 g de chocolate negro 85 %

ELABORACIÓN

1. Pela, corta y cocina la manzana y la calabaza 6 minutos al vapor en el microondas.

2. Tritura todos los ingredientes de la base y extiende la mezcla, cubriendo toda la superficie de la bandeja de horno. Hornea 15 minutos a 180° y deja que se temple.

3. Reparte el relleno sobre la lámina de bizcocho con un margen perimetral de 1 o 2 cm y enrolla el bizcocho sobre sí mismo, formando una espiral hacia el interior.

4. Después, déjalo enfriar en la nevera al menos 4 horas.

5. Baña la superficie con chocolate y dibuja las vetas con un tenedor.

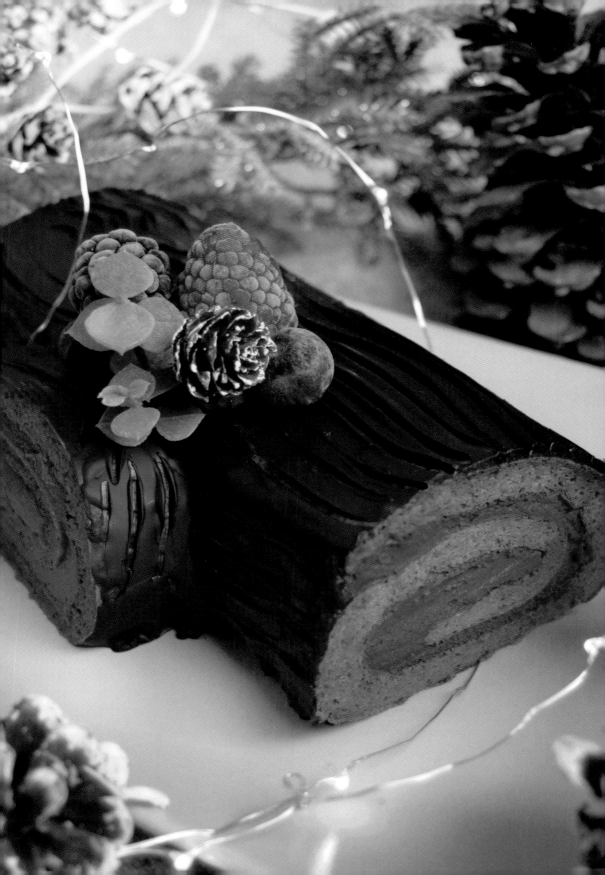

POLVORONES

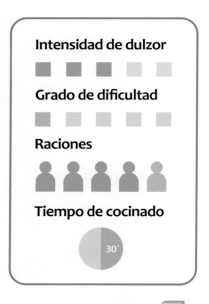

Intensidad de dulzor

Grado de dificultad

Raciones

Tiempo de cocinado

30'

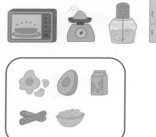

INGREDIENTES

50 g de harina de coco

2 huevos

100 g de compota de manzana (pág. 186)

1 cucharadita de cacao en polvo

50 ml de leche o bebida vegetal

1 pizca de canela

ELABORACIÓN

1. Tritura todos los ingredientes hasta que consigas una textura homogénea.

2. Rellena una manga pastelera con la masa y rellena el molde con la mezcla. Recuerda pintar previamente el molde con aceite.

3. Cocina la mezcla 3 minutos a máxima potencia en el microondas y deja que se templen.

4. Puedes decorar los polvorones con coco rallado, derritiendo 15 g de aceite de coco, pintando con él la superficie del polvorón y espolvoreando a continuación el coco rallado.

5. Deja que se enfríen en la nevera los polvorones durante 30 minutos.

Esta receta aguanta de 2 a 3 días en condiciones de refrigeración dentro de un recipiente hermético.

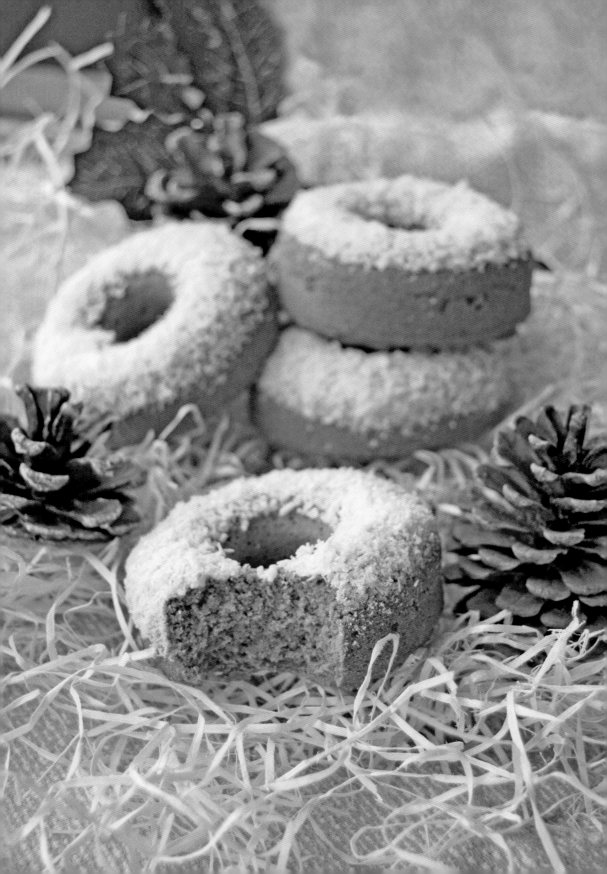

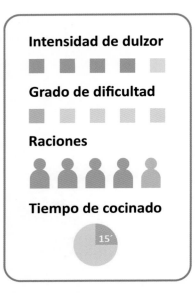

Intensidad de dulzor

Grado de dificultad

Raciones

Tiempo de cocinado

15´

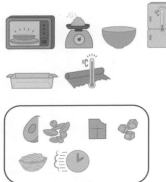

TURRÓN DURO

INGREDIENTES

5 cucharadas de amaranto hinchado

5 cucharadas de harina de almendra

100 g de granada

100 g de chocolate negro 85 %

ELABORACIÓN

1. Desgrana la granada, retirando la piel, y derrite el chocolate.

2. Mezcla todos los ingredientes en un bol hasta que se integren por completo.

3. Rellena el molde con la mezcla. Si utilizas un molde de cristal, es recomendable que se cubra con papel de horno para que te sea más sencillo desmoldarlo.

4. Llévalo a la nevera 3 horas o hasta que se solidifique por completo.

Puedes sustituir el amaranto hinchado por otra variedad de grano inflado; por ejemplo, de sarraceno, arroz o quinoa.

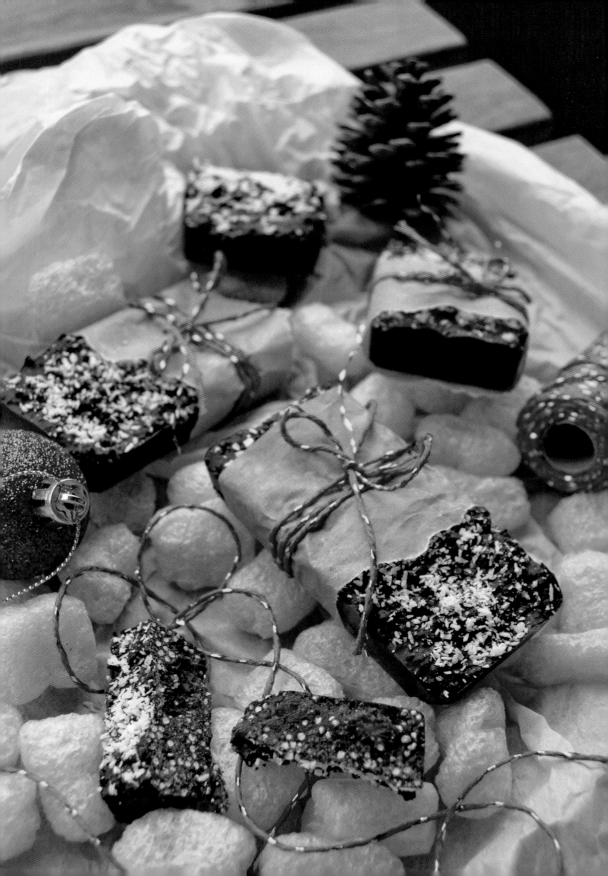

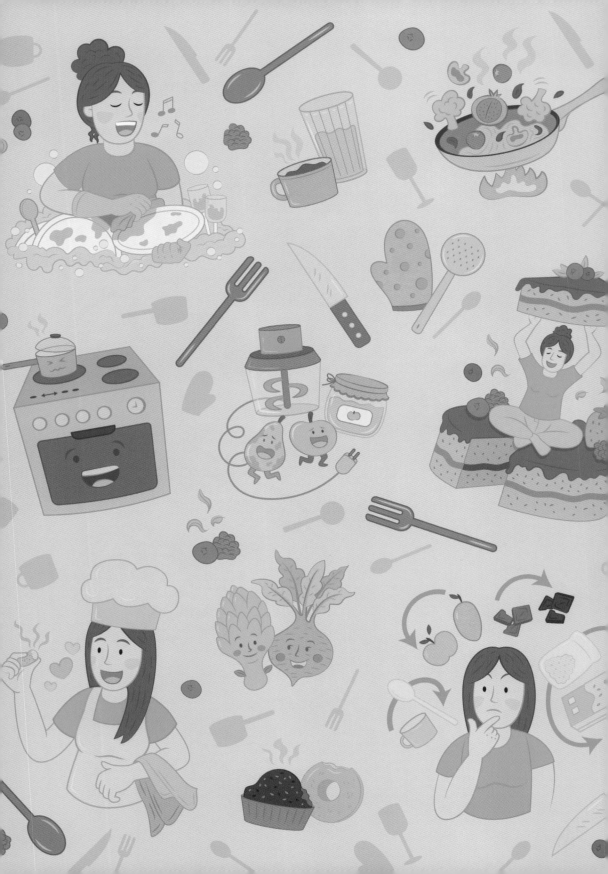

CUADROS DE CONVERSIÓN DE HARINAS SIN GLUTEN

Este cuadro te permitirá conocer las características de peso, absorción y sabor, y los valores nutricionales de la gran variedad de harinas sin gluten que puedes encontrar en el mercado. Esto te permitirá personalizar las recetas a tus necesidades y a tu despensa.

*Las fracciones reflejadas en los cuadros son la equivalencia de las harinas descritas en relación con la harina de trigo.

HARINAS DE CEREALES

No se recomienda un consumo excesivo de harinas procedentes de cereales en personas con patologías digestivas
por su alto contenido de almidones. El etiquetado «gluten
free» indica que el producto está libre de gliadina, la prola-
mina del trigo, pero otros cereales también contienen pro-
lamina y pueden agravar síntomas de hinchazón y gases:
avena (avenina), maíz (zeína), arroz (orzeína), etc.

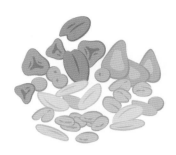

HARINA	OBSERVACIONES	SABOR	FRACCIÓN*	VALOR NUTRICIONAL	KCAL/ 100 g	AGUA
Arroz	Es la harina que más almidón contiene y es ideal para espesar elaboraciones. Combina bien con harinas más pobres en al-midón (frutos secos, legumbres o raíces) para que sirva de aglu-tinante y leve las masas.	Neutro	3/4	H - 80 g P - 6 g G - 1,4 g F - 2,5 g	366	Absorbe mucha agua
Avena	Aunque es un cereal libre de glu-ten, su manipulación frecuen-temente está expuesta a con-taminación cruzada y contiene avenina, una proteína similar a la glutenina, que podría generar efectos adversos en el organis-mo de las personas celíacas.	Dulce	1/2	H - 60 g P - 13 g G -6,7 g F - 9,7 g	370	Absorbe mucha agua
Sorgo	Contiene un alto valor energé-tico por ser una harina rica en fibra y posee propiedadas an-tioxidantes y antiinflamatorias.	Dulzor de bajo grado	3/4	H - 80 g P - 10 g G - 3,3 g F - 6,6 g	400	Absorbe mucha agua
Mijo	Es una harina muy versátil para repostería y panadería o incluso como espesante para salsas. Se recomienda utilizarla mezclada con otras harinas.	Amargo	1/2	H - 75 g P - 11 g G - 4 g F - 3,5 g	382	Absorbe mucha agua
Teff	Su composición rica en prote-í-na la convierte en una buena opción para elaboraciones que requieren levado.	Anuezado	3/4	H -67g P - 11 g G -2,5 g F - 6,3 g	346	Absorbe mucha agua
Maíz	Se recomienda prestar espe-cial atención a la procedencia de esta harina, dado que es uno de los cereales genéticamente más modificado.	Neutro	1/2	H - 75 g P - 7 g G - 1,8 g F - 3,9 g	370	Absorbe mucha agua

HARINAS DE PSEUDOCEREALES

HARINA	OBSERVACIONES	SABOR	FRACCIÓN*	VALOR NUTRICIONAL	KCAL/ 100 g	AGUA
Quinoa	Contiene los nueve aminoácidos esenciales y propiedades antioxidantes. Sin embargo, contiene saponina, un antinutriente que se elimina remojando el grano y, dado que no es frecuente realizar esta práctica previa a la molienda, es recomendable moderar su consumo.	Amargo	3/4	H - 64,3 g P -12,6 g G - 6,1 g F - 7,1 g	366	Absorbe mucha agua
Amaranto	Aunque es un cereal libre de gluten, su manipulación frecuentemente está expuesta a contaminación cruzada y contiene avenina, una proteína similar a la glutenina, que podría generar efectos adversos en el organismo de las personas celiacas.	Terroso	1/2	H - 60 g P - 14 g G -5,3 g F - 6,7 g	364	Absorbe mucha agua
Trigo sarraceno	No pertenece a la familia del trigo, sino a la del ruibarbo. Conviene mezclarla con otras harinas para rebajar su sabor y se recomienda rebajar la cantidad de líquidos en las recetas (huevos, leche, fruta) para evitar obtener resultados gomosos y apelmazados.	Amargo	3/4	H - 78,3 g P - 5,1 g G -0,8 g F - 2,8 g	346	Absorbe mucha agua

Formula tus propias combinaciones de harinas:

La opción más recomendable es encontrar un equilibrio entre las harinas citadas en estos cuadros de conversión (cereales, pseudocereales, raíces, legumbres y frutos secos).

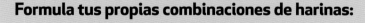
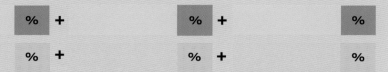

% + % + %

% + % + %

HARINAS DE RAÍCES Y FRUTOS

Este grupo de harinas proviene de la molienda de frutos y raíces deshidratados. Al someter estos alimentos al dicho proceso, se concentra una mayor cantidad de carbohidratos frente al consumo del alimento fresco, por lo que se recomienda hacer un consumo moderado.

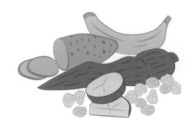

HARINA	OBSERVACIONES	SABOR	FRACCIÓN*	VALOR NUTRICIONAL	KCAL/ 100 g	AGUA
Yuca o mandioca	Se utiliza principalmente como espesante para salsas. En repostería, puede utilizarse en pequeñas cantidades para ligar masas y siempre mezclada con otras harinas.	Neutro	1/5	H - 80 g P - 1 g G - 0 g F - 1 g	366	Forma masas espesas al entrar en contacto con el agua
Chufa	Aunque proviene de un tubérculo, su textura, sabor y empleabilidad en recetas de repostería nos recuerdan a la de los frutos secos.	Dulce	1/2	H - 42,5 g P - 6,1 g G - 23,7 g F - 17,2 g	390	Humedad moderada
Boniato	También puedes encontrarla con la denominación camote, batata, patata dulce... Se puede utilizar como endulzante en repostería y para ligar cremas.	Dulce	1/5	H - 78 g P - 6 g G - 0,5 g F - 3,5 g	389	Forma masas espesas al entrar en contacto con el agua
Plátano macho	Se obtiene de la molienda del plátano macho desecado y, pese al nombre, su sabor no se parece al del plátano verde común.	Neutro	1/4	H - 90 g P - 3,82 g G - 1,072 g F - 10,21 g	360	Humedad moderada

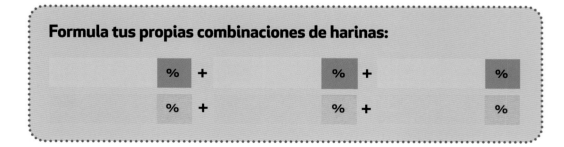

Formula tus propias combinaciones de harinas:

% + % + %

% + % + %

HARINAS DE LEGUMBRES

Se obtienen a partir de la molienda de las legumbres en grano, y aunque son beneficiosas en muchos aspectos, debemos tener en cuenta que son una fuente de lectinas. Las lectinas son proteínas resistentes a nuestro proceso digestivo y, como consecuencia, pasan directamente al torrente sanguíneo. Si se ingieren en grandes cantidades o habitualmente, pueden favorecer la permeabilidad intestinal.

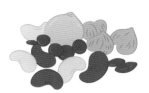

HARINA	OBSERVACIONES	SABOR	FRACCIÓN*	VALOR NUTRICIONAL	KCAL/ 100 g	AGUA
Garbanzo	Es una de las más utilizadas por su gran versatilidad. Es rica en fibra, proteína y hierro.	Neutro	1/3	H - 50 g P - 21,7 g G - 2,7 g F - 11,5 g	310	Humedad moderada
Lenteja turca	Se puede utilizar como espesante para salsas y como harina complementaria en elaboraciones panificables, dado que, por sí sola, le falta elasticidad y humedad.	Neutro	1/3	H - 55 g P - 23 g G - 0.8 g F - 12 g	270	Absorbe mucha agua
Soja	Se utiliza principalmente en panadería y repostería, pero también es una buena opción como espesante y para rebozados, ya que absorbe poca grasa.	Neutro	3/4	H - 13 g P - 37,3 g G - 23,25 g F - 17,3 g	415	Absorbe mucha agua
Guisante	Aunque su sabor no es demasiado intenso, no se recomienda utilizar en grandes cantidades, porque el color verde no beneficiará al acabado de tus recetas.	Neutro	1/3	H - 42 g P - 23,7 g G - 1,7 g F - 18,1 g	297	Humedad moderada
Altramuz	Es una buena opción para hacer hogazas, por su alto valor proteico. Da mucha consistencia a las masas, y por eso se suele combinar con otras harinas y se emplea en porcentajes bajos respecto al total de la cantidad de harinas de la receta.	Neutro	1/5	H - 15 g P - 32.5 g G - 7,2 g F - 39 g	255	Humedad moderada
Algarroba	Se utiliza en dulces, como sustituto del cacao, por ser una alternativa baja en histamina.	Dulce	1/4	H - 49 g P - 4,6 g G - 0,6 g F - 39,8 g	222	Humedad moderada

HARINAS DE SEMILLAS Y FRUTOS SECOS

Su aporte de proteínas, fibra y grasas esenciales proporciona muchos beneficios para el organismo y aumenta los niveles de saciedad, pero, al igual que los bloques de harinas previos, es recomendable realizar un consumo responsable. Son alimentos altos en histamina y pueden favorecer los procesos de inflamación en determinados organismos.

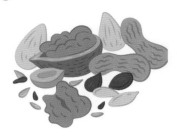

HARINA	OBSERVACIONES	SABOR	FRACCIÓN*	VALOR NUTRICIONAL	KCAL/ 100 g	AGUA
Cáñamo	Al tratarse de una harina densa, es más manejable cuando se combina con harinas más ligeras. Dado el alto porcentaje de aceite que contiene, se recomienda conservar refrigerada una vez abierta, para evitar que se enrancie.	Anuezado	1/5	H - 3,4 g P - 30 g G - 7,7 g F - 46 g	295	Humedad moderada
Almendra	Aunque puede reemplazarse en proporción 1/1 respecto a la harina de trigo, las masas pueden ser más densas y levar menos. Aporta mucha humedad a las recetas.	Dulce	1/1	H - 12 g P - 46 g G -14 g F - 14 g	386	Humedad moderada
Castaña	A pesar de ser un fruto seco, su composición nutricional se parece más a la de los cereales, rica en carbohidratos y baja en grasa, lo que la convierte en una harina densa que necesita combinarse con otros cereales o pseudocereales.	Dulce	1/4	H - 69 g P - 4,9 g G - 3,2 g F - 14 g	350	Forma masas espesas al entrar en contacto con agua
Cacahuete	Para su uso en repostería, es recomendable mezclarla con otra harina con mayor porcentaje de carbohidratos (cereales o pseudocereales).	Neutro	1/2	H - 20 g P - 50 g G - 20 g F - 11 g	410	Humedad moderada
Coco	Se trata de una harina muy absorbente y sin elasticidad, por lo que es necesario incrementar la cantidad de líquido e incorporar 1 huevo (puede ser de lino) por cada 35 g de harina de coco.	Dulce	1/5	H -26 g P - 19 g G -8.5 g F - 39 g	41	Absorbe mucha agua

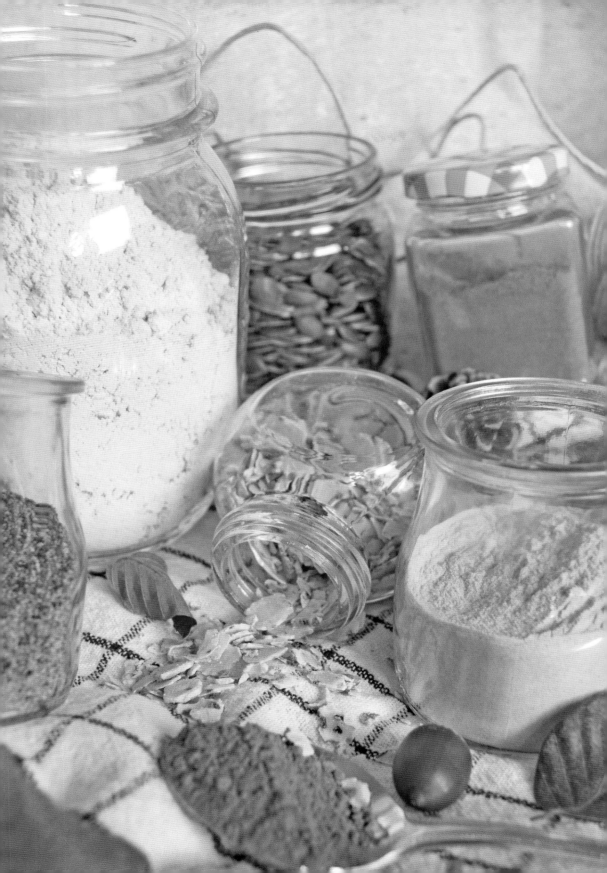

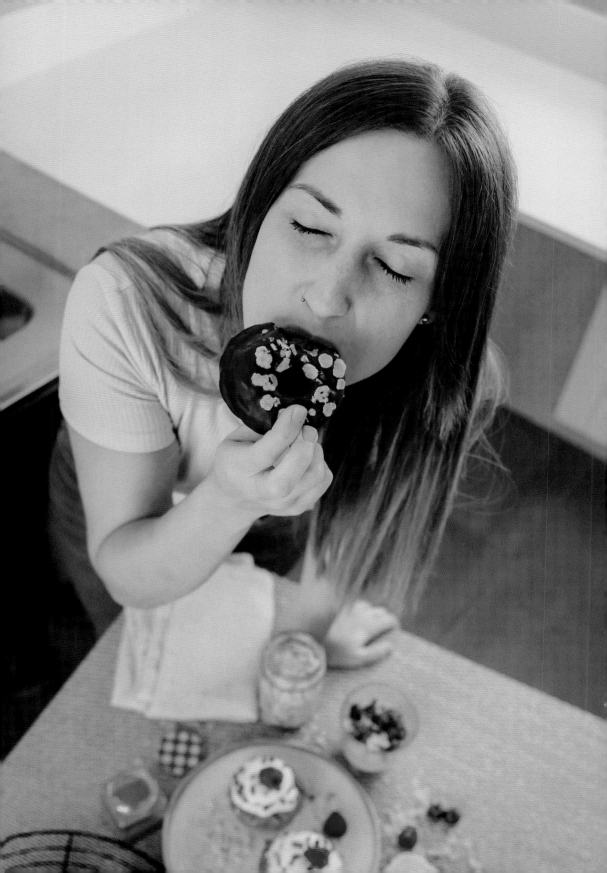

Solo me queda darte las gracias:

Por querer formar parte de esta revolución.

Por hacer el esfuerzo de reconstruir tus hábitos de alimentación.

Por atreverte a innovar en la cocina.

Por priorizar tu salud eligiendo el camino sin atajos, el del aprendizaje.

Por generar con todo ello un cambio en los hábitos de consumo e impulsar a las marcas a adaptar sus productos a nuevas necesidades.

Por valorar mi trabajo comprando este libro.

Y ahora sí... ¡A disfrutar!

Puedes encontrarme en @alergiasalamesa y sumarte a la familia de empoderados que ya disfrutan a la mesa #sinsinsin al tiempo que restauran su salud.

ÍNDICE DE RECETAS

DATOS DE INTERÉS

Creemos oportuno, sobre todo práctico, facilitar determinada información de algunas direcciones de páginas o sitios web, para que resulte fácil localizar productos, establecimientos o datos útiles relacionados con el libro:

Tiendas de productos eco y suplementación natural:

www.conasi.eu

www.alkanatur.com

www.naturitas.es

www.latiendadelalergico.com

www.dieteticacentral.com

www.planetahuerto.es

www.xocomon.com

www.koro-shop.es

Carne de pasto y alimentos frescos ecológicos:

www.laeraecologica.com

www.pavos.bio

www.carneecologicafincasarbil.com

www.fincavituron.com

www.poultree.es

www.elcanterodeletur.com

www.santa-gadea.com

* En todas las webs identificadas con el icono ⬛ hay un descuento adicional con el código ALERGIASALAMESA

Laboratorios clínicos especializados en pruebas integrativas:

www.teletest.es

www.eugenomic.com

Obradores ecológicos sin gluten:

www.cuatrosoles.es

www.laceliacoteca.com

www.leonthebaker.com

www.lapanaceaeco.es

www.massamater.es